Dr. med. Udo Derbolowsky: Richtig atmen hält gesund

Mit 51 Abbildungen

Knaur

ISBN 3-426-04307-6 680

Inhalt

Das Atemgeschehen beim gesunden Menschen

Atem ist der Ausdruck des Lebens. Bei allen Völkern unserer Erde finden wir nicht nur in der Gegenwart, sondern auch in den Zeugnissen der Vergangenheit Hinweise auf die Heilkraft des Atems. Wahrscheinlich hat auch schon immer die Mutter mit ihrem Atem schmerzende Stellen, Wunden oder Verbrennungen angehaucht oder angepustet. Zu allen Zeiten wurde damit Linderung und Heilung gespendet. Schon immer war es möglich, dem anderen Menschen Nähe, Geborgenheit und Trost dadurch zu vermitteln, daß man ihn beschnuppert, anhaucht oder einfach den Atem über seine Haut streichen läßt. Mir scheint, daß man diese Vorgänge auch bei einigen Säugetieren beobachten kann. So sehe ich zum Beispiel noch gut die Geburt eines jungen Bisons im Zoo vor mir, bei der die Mutter ihr eben geborenes Junges beleckte, mit ihrer Schnauze anstupste und aus ihren großen Nüstern liebevoll anschnaubte. Die Wärme der Ausatemluft schien dem Neugeborenen sichtlich gutzutun.

In China war die Kunst, Krankheitszustände mittels Atemanwendungen zu behandeln, noch vor der Akupunktur bekannt. In Tibet und in Indien gehen die Wurzeln der meditativen Praktiken und der Yoga-Techniken auf Atemübungen zurück, die der Erhaltung und der Wiederherstellung der Gesundheit dienten. Im Innern der Pyramiden Ägyptens und im Alten Testament sind atemtherapeutische Ratschläge überliefert. Vielfach wird der Atem nicht nur als Träger heilender Kräfte angesehen, sondern mit dem Leben selbst gleichgesetzt. So lesen wir in der biblischen Schöpfungsgeschichte, daß der Schöpfer einer aus einem Erdenkloß geformten Menschengestalt Odem einblies und dadurch den Menschen lebendig machte.*

* »Und Gott der Herr machte den Menschen aus einem Erdenkloß, und er blies ihm ein den lebendigen Odem in seine Nase. Und also ward der Mensch eine lebendige Seele.« 1. Mose 2,7.

Atem, Atmen, Atmung sind die für den Vorgang des Gasaustausches gebrauchten Begriffe. Das Wort Atem stammt von dem Wort »Atman« aus dem altindischen Sanskrit und heißt dort soviel wie »das in uns wirksame Göttliche«. Heute verstehen wir unter dem Wort »Atem« die Luft, die jemand aus- und einatmet. Die Tätigkeit des Einsaugens der Luft in die Lungen wird als Einatmen, die Tätigkeit des Ausblasens der Luft aus den Lungen als Ausatmen bezeichnet. Das entsprechende Tätigkeitswort heißt *atmen.* Die ein- und ausgeatmete Luft ist der *Atem.* Der gesamte Vorgang wird unter dem Begriff *Atmung* zusammengefaßt, obgleich das oft Anlaß für Mißverständnisse ist.
Die Atmung umfaßt sehr viel mehr Vorgänge als die blasebalgähnliche Zufuhr und Ausfuhr des Atems, die nur ein Teil der äußeren Atmung sind.

Betriebs- und Baustoffwechsel sind die Hauptmerkmale biologischen Lebens. Die Atmung ist Teil des *Stoffwechsels.* Jeder Organismus wechselt zeit seines Lebens unaufhörlich die Atome aus, aus denen er besteht. Er regelt damit zugleich seinen Energiehaushalt, auf den er angewiesen ist, weil er zu seinem Aufbau, zu seiner Erhaltung und zur Leistung von Arbeit Energie verbraucht. Tiere und Menschen sind auf die Zufuhr von Nahrungsstoffen angewiesen. Die grünen Pflanzen können außerdem das Sonnenlicht als Energiequelle benutzen.
Während des Verdauungsvorganges werden die Nahrungsstoffe in kleinste Teilchen zerlegt und in unsere Blutbahn aufgenommen. Werden sie als Baustoffe benutzt, um unsere Zellen damit auszubessern oder zu erneuern, spricht man von *Baustoffwechsel,* werden sie dagegen mit Energiegewinn verbrannt, spricht man von *Betriebsstoffwechsel.*

In sämtlichen Zellen des Organismus laufen derartige Stoffwechselprozesse ab. Hauptmerkmal ist die hier als Verbrennung bezeichnete Oxydation, für die der Sauerstoff benötigt wird. Tatsächlich sieht das Blut, das aus den Geweben in den Blutadern zum Herzen strömt, anders aus als das Blut, das von den Lungen kommend vom Herzen in die Schlagadern und durch sie fortgeleitet zu den Geweben gepumpt wird. Es hat auch eine andere Zusammensetzung. Das Schlagaderblut ist hellrot und sauerstoffreich. Das in den Blutadern, den Venen, zum Herzen fließende Blut ist bläulicher, dunkler, sauerstoffärmer und enthält mehr Kohlensäure.

Auch die ausgeatmete Luft ist anders zusammengesetzt als die eingeatmete. Die atmosphärische Luft, die uns umgibt, die wir als Frischluft einatmen und von der wir leben, enthält zwanzig Prozent Sauerstoff. Die übrigen Bestandteile, vor allem Stickstoff, werden bei der Atmung nicht verändert. Der Sauerstoff dagegen wird in den Lungen vom Blut aufgenommen und zu den Geweben des Körpers transportiert. Das Blut führt den Zellen nicht nur Nährstoffe, sondern auch den für die Verbrennung der Nährstoffe notwendigen Sauerstoff zu. Bei der Verbrennung entsteht die für den »Betrieb« unseres Organismus und für unsere Arbeit benötigte Energie und die zur Aufrechterhaltung des Lebens erforderliche Wärme.

Während der Sauerstoff bei diesem Vorgang verbraucht wird, entstehen Kohlensäure und Wasser, die von den Zellen als Schlacken in das Blut ausgeschieden werden. Das Blut gibt die Kohlensäure, die es in die Lungen transportiert, in die Atemluft ab. Die von uns ausgeatmete Luft enthält vier Prozent, das sind hundertfünfunddreißigmal mehr Kohlensäure als die eingeatmete Luft.

Zellatmung, innere und äußere Atmung sind beim Menschen zu unterscheiden. Der Vorgang, bei dem die Zellen die ihnen mit dem Blut zugeführten Nährstoffe mit Hilfe des Sauerstoffs oxydieren, das heißt verbrennen, wird als *Zellatmung* bezeichnet. Den Gaswechsel zwischen Blut und Geweben bezeichnet man als *innere Atmung,* wobei die Zellen dem Blut Sauerstoff entnehmen und dafür Kohlensäure und Wasser in das Blut abgeben. Der Gaswechsel zwischen Blut und Atemluft ist ein Teil der *äußeren Atmung,* bei dem das Blut von der Atemluft Sauerstoff aufnimmt und Kohlensäure in die Atemluft ausscheidet. Zur äußeren Atmung oder Lungenatmung gehören außerdem der mechanische Vorgang der Lungenfüllung mit Atemluft und der Lungenentleerung, der Ausatmung, bei der die verbrauchte Atemluft ausgeatmet wird.

Die Atemorgane sind in ihrer Bauweise ein Wunderwerk für sich. Dort, wo sich in den Lungen die Atemwege am feinsten verästeln und zu den Atembläschen ausdehnen, sind auch die Blutgefäße zu feinsten Haargefäßen verzweigt und ausgebreitet. In diesen Bereichen liegen nur noch die hauchdünnen Zellplatten der Lungenbläschen zwischen Blut und Luft. Hier werden die Gase ausgetauscht. Der Sauerstoff aus der Luft tritt in das Blut, und die Kohlensäure aus dem Blut tritt in die Luft.
Würde man die Flächen der Lungenbläschen nebeneinander ausbreiten, so ergäbe sich eine Oberfläche von etwa hundert Quadratmetern. Das ist über fünfzigmal mehr als die Körperoberfläche eines erwachsenen Menschen. Nimmt man an, daß der Mensch durchschnittlich sechzehn Atemzüge in der Minute ausführt und mit jedem Atemzug ungefähr ein Drittel Liter Luft ein- und ausatmet, dann ergibt sich ein Verbrauch von rund fünf bis sechs Litern Luft pro Minute. Bei Sport und Spiel und allen grö-

ßeren körperlichen Anstrengungen kann diese Menge um über das Zehnfache vermehrt werden.

Die drei Atemgezeiten, die bei der Lungenatmung unterschieden werden, sind

1. *Die Einatmung.* Sie erfolgt, wie später ausführlicher dargelegt werden wird, durch die Senkung des Zwerchfells, durch Heben der Rippen und die dadurch bedingte Erweiterung des Brustkorbs.
2. *Die Ausatmung.* Das Zwerchfell steigt wieder empor, weil sich die elastischen Lungen wieder in sich selbst zusammenziehen. Die Bauchmuskeln können dabei mithelfen. Außerdem wird der Brustraum durch Senkung der Rippen verkleinert. Die Atemforscher Horst Coblenzer und Franz Muhar haben nachgewiesen, daß für die Lungen 0,2 Sekunden genügen, um sich nach der Ausatmung wieder mit Luft zu füllen, ohne daß dabei geräuschvoll nach Luft geschnappt werden muß. Dr. Coblenzer ist Professor am Max-Reinhardt-Institut, der bekannten staatlichen Schauspielschule in Wien, wo er Stimmpädagogik in Sprechen und Darstellen lehrt. Der Wiener Universitätsprofessor Dr. med. Muhar führt seit Jahrzehnten mit den erdenklich besten und modernsten Apparaturen atemphysiologische Messungen in Untersuchungsreihen durch.
3. *Die Atempause.* Sie ist für die Ruheatmung typisch und nimmt insbesondere beim Schlafenden eine beträchtliche Zeitspanne in Anspruch. Bei körperlicher Arbeit, insbesondere bei großen Anstrengungen sowie bei fieberhaften Erkrankungen wird sie stark verkürzt, so daß sie weniger als eine hundertstel Sekunde zu dauern braucht.

Die Atemwege, zu denen die Nase, der Rachen, der Kehlkopf, die Luftröhre und die Bronchien gehören, sind der Ort, wo die Einatmungsluft gereinigt, angefeuchtet und erwärmt wird. Man unterscheidet die oberen von den unteren Luftwegen. Dabei gilt der Kehlkopfeingang als Grenze zwischen beiden. Der Mensch hat eine rechte und eine linke Lunge.
Die rechte Lunge ist in drei Lungenlappen gegliedert. Die linke Lunge besteht nur aus zwei Lungenlappen; denn in der linken Brustkorbhälfte ist noch das Herz untergebracht. Der Brustkorb ist luftleer. Da die Lungen wie elastische Schwämme luftdicht in beide Brustkorbhälften eingesetzt sind, liegen sie der inneren Brustwand und dem Zwerchfell als der unteren Brustkorbbegrenzung dicht an und müssen deren Bewegungen folgen. Die Innenwände der Brust sind ebenso wie die Lungen von einer völlig glatten, glänzenden und gut gleitenden, sehr dünnen Haut, dem Rippenfell, überzogen.

Die Atemmuskulatur, die die Einatmung bewirkt, ist dem Willen unterworfen wie die Muskulatur unserer Gliedmaßen. Daß sie willkürlich betätigt werden kann, ist unter dem Mikroskop an ihrer Struktur zu erkennen: Sie ist wie alle dem Willen unterworfene Muskulatur quergestreift. Es gibt auch eine andere Art von Muskulatur, die unserer Willkür nicht untersteht. Sie ist nicht quergestreift, sondern glatt. Dazu gehören die Muskeln unserer Eingeweide, beispielsweise des Darmes, der Blase, vor allem auch der Bronchien. Die glatte Muskulatur reagiert langsamer. Falls es in ihrem Bereich zu Verkrampfungen kommt, geht deren Lösung gleichfalls langsamer vonstatten, als dies bei der quergestreiften Muskulatur der Fall wäre.
Der wichtigste Atemmuskel ist das Zwerchfell, das als gewölbte Muskelsehnenplatte die Baucheingeweide kup-

pelförmig wie eine Haube überzieht und damit den Bauchraum vom Brustraum abteilt. Es hat nur für den Durchtritt der großen Blutgefäße und für die Speiseröhre angemessene Öffnungen. Die Muskelfasern des Zwerchfells beginnen vorn und seitlich am unteren Brustkorbrand. An der Rückseite beginnen sie an den Lendenwirbeln. Zieht sich der Zwerchfellmuskel zusammen, so wird die von ihm gebildete Kuppel flacher. Die Baucheingeweide werden nach unten gedrängt. Gleichzeitig wird der Brustkorb durch dieses Tiefertreten der Zwerchfellmitte erweitert. Es entsteht ein Unterdruck im Brustkorb, ein Sog, der die Einatmung bewirkt.

Das Atemzentrum faßt die nervliche Steuerung der Atmung zusammen. Es liegt im Zentralnervensystem zwischen Gehirn und Rückenmark im sogenannten verlängerten Mark etwa in Höhe der Lippenspalte, beziehungsweise des Genicks. Sobald der Kohlensäuregehalt im Blut ansteigt, wird das Atemzentrum gereizt. Alle stärkeren Inanspruchnahmen des Stoffwechsels führen zur Beschleunigung der Herz-Kreislauf-Tätigkeit und zu einer Vermehrung des Lufthungers. Die Atmung wird beschleunigt und vertieft. Gleichzeitig werden die Lungen stärker durchblutet. Der Gasaustausch wird auf diese Weise erheblich gesteigert. Umgekehrt führen körperliche Ruhe und Schlaf zu einer Verminderung der Atemtätigkeit.
Die dem Atemzentrum übergeordnete nervliche Instanz ist das Zwischenhirn. Hier werden unsere Sinneseindrücke, unsere Vorstellungen und Gefühle, unsere Affekte und Ängste, unsere Absichten und Entschlüsse in nervöse Impulse umgesetzt, die bei der Steuerung unserer wichtigsten Lebensfunktionen wie Kreislauf, Atmung, Blutzusammensetzung, Körperwärme, Wasserhaushalt, Verdauungstätigkeit usw. mitwirken.

Wir alle wissen aus Erfahrung, wie sehr beispielsweise Gerüche unsere Atmung unmittelbar beeinflussen, wie uns etwas den Atem verschlägt, den Atem nimmt oder den Atem raubt. Unsere Sprache kennt noch viele ähnliche Begriffe, die alle den gleichen Vorgang zum Ausdruck bringen: Unsere Wahrnehmungen und unsere Stimmungen steuern über Zwischenhirn und Atemzentrum unsere Atmung und das für sie repräsentative Organ: die Stimme. Da ist jemand sprachlos. Ein anderer verharrt in atemloser Spannung. Er ringt nicht etwa nach Luft, sondern er ist gebannt, beispielsweise bei einem Fußballspiel. Da kommt es vor, daß wir miterleben können, wie Tausende von Zuschauern gleichzeitig aufatmen, wenn sich die Spannung löst, oder wie Tausende gleichzeitig aufschreien, wenn der Ball ins Tor fliegt. Da wird jemand Zeuge eines Unglücks. Er bringt keinen Ton heraus. Es hat ihm die Stimme verschlagen. Seine Nasenflügel zittern. Er ist stockheiser.
Die Nervenimpulse, die dies alles bewirken, werden vom Atemzentrum abgefeuert. Hier laufen alle aus dem Blut, aus den Muskeln, aus den Sinnesorganen, aus dem gesamten Nervensystem stammenden Reize zusammen. Hier werden sie verarbeitet und umgesetzt in Steuerung der Atem- und Stimmtätigkeit. Wir wollen nicht vergessen, daß das Atemzentrum dicht oberhalb des Kehlkopfs sitzt und infolgedessen unmittelbar von den Schwingungen unserer Stimme getroffen wird. Ebenso wollen wir nicht vergessen, daß die Schilddrüse, die für unseren Stoffwechsel maßgebend ist und deren Wirkung auf unseren Stoffwechsel man oft mit der Wirkung des Gashebels bei einem Auto verglichen hat, gleichfalls direkt vorn unten und seitlich an unseren Kehlkopf anschließt. Sie wird nicht nur beim Schlucken, sondern wohlgemerkt auch bei jedem Atemzug, beim Sprechen und Singen mitbewegt

und als erstes Organ von den Schwingungen unserer Stimme erreicht.

Vom Atemzentrum aus erhalten der Zwerchfellnerv, der Nervus phrenicus, ebenso seine Impulse wie der Nervus vagus, der die Bronchien versorgt, wie beispielsweise auch der Nervus facialis, der Beweger unserer Gesichtsmuskulatur. Der Facialis leitet die Kommandos bei der sogenannten Nasenflügelatmung an die Nasenflügel weiter oder an den Mund, um ihn gegebenenfalls zu öffnen. Abgesehen von dieser Mittlerrolle, die der Funktion eines Kontrollturmes am Flughafen oder einer Bodenkontrollstation bei der Weltraumfahrt ähnelt, ist das Atemzentrum obendrein und vor allem durch Automatie ausgezeichnet. Auch wenn der Mensch schläft, auch wenn er bewußtlos oder narkotisiert ist, auch wenn man alle zum Atemzentrum führenden Nervenbahnen durchtrennt hat, feuert es selbsttätig in den bekannten Atemrhythmen seine Impulse ab und erhält auf diese Weise, solange der Mensch lebt, die Atmung auf jeden Fall aufrecht.
Die Lage des Zwerchfells hängt allerdings nicht nur vom Atemgeschehen und von der Stimmungslage, nicht nur vom Erleben und von dem gesamten Zustand des betreffenden Menschen ab, sondern insbesondere auch vom Füllungszustand der Baucheingeweide. Man kann das Zwerchfell in seiner Funktion vergleichen mit dem Kolben, der in einen Zylinder eingeschliffen ist. Viele Leser werden die Wirkungsweise eines Kolbens entweder vom Automotor oder von den Spritzen her kennen, wie die Ärzte sie benutzen. Verändert man die Lage des Kolbens im Zylinder, so ändern sich damit zugleich die Druckverhältnisse. Durch Zurückziehen des Kolbens wird beispielsweise die flüssige Arznei in die Spritze »aufgezogen«. Durch Vorschieben des Kolbens wird sie wieder aus der Spritze ausgestoßen.

Sog und Schub sind die physikalischen Grundvorgänge, die den Gaswechsel bewirken. Schon ein geringer Spannungsimpuls der Zwerchfellmuskeln bewirkt ein beträchtliches Tiefertreten der Zwerchfellmitte. Ein einziger Zentimeter hat das Einsaugen von etwa einem drittel Liter Atemluft in die Lungen zur Folge. Und das ist, wie schon erwähnt wurde, die durchschnittliche Atemmenge eines durchschnittlichen Atemzuges.

Außer dem Zwerchfell, das die verschiebliche untere Brustkorbgrenze bildet, gibt es noch andere Atemmuskeln. Einige quergestreifte Muskeln des Schultergürtels und der Brustwand, vor allem auch die Zwischenrippenmuskeln, bewirken das Hochziehen der Rippen. Dadurch wird der Brustkorb nach oben und nach den Seiten erweitert. Auch das ist gleichbedeutend mit Einatmung.

Andere quergestreifte Muskeln des Schultergürtels und des Halses bewirken ein Hochziehen der Schultern und eine Erweiterung des Halses. Bei großer Atemnot wird diese Muskulatur eingesetzt, um den Brustraum zusätzlich zu vergrößern und auf diese Weise das Einströmen von noch mehr Luft zu bewirken. Sie werden als Atemhilfsmuskulatur bezeichnet.

Löst sich die Spannung der Atemmuskulatur, können sich die bei der Einatmung gedehnten elastischen Fasern der Lunge erneut zusammenziehen, so daß die Zwerchfellkuppe wieder nach oben steigt und die Rippen nach unten sinken. Dann verkleinert sich der Brustraum wieder. Dadurch geschieht die Ausatmung. Hierbei wirkt auch die Schwerkraft mit.

Das Gegenspieler-Arrangement der Atmung ist vielschichtig und interessant.

Wir werden noch sehen, daß die Anspannung der Stimmbänder bei der Tonerzeugung der Ausatmung, also der Kraft der sich zusammenziehenden elastischen Elemente

der Lungen, Widerstand entgegensetzt. Wir werden weiterhin sehen, daß die Muskeln der Lippen, der Zunge, des Schlundes, des Nasenrachenraumes, ja des ganzen mimischen Apparates nun ihrerseits wiederum der Stimme Widerstand entgegensetzen, wenn sie die Sprache für das Sprechen oder für den Gesang formen. Auch die Baucheingeweide mit ihrem Füllungs- und Eigenspannungszustand können sowohl einen Sog als auch einen Schub auf das Zwerchfell ausüben.
Ist der Bauch in Ordnung, wie es beispielsweise von dem Wiener Arzt Dr. Erich Rauch* beschrieben wird, dann ist der Sog beträchtlich. Dann ist der Bauch ein guter Gegenspieler für die sich zusammenziehenden elastischen Kräfte der Lungen. Dann steht das Zwerchfell insgesamt tiefer. Bei der Einatmung nimmt der Druck im Bauchraum zu. Das hat für alle Organe und für alle Saftströme eine große Bedeutung; denn hierdurch werden die Zirkulation und der mechanische Anteil des Stoffwechsels entscheidend gefördert. Dabei geben die Bauchdecken und die Flanken, soweit erforderlich, nach. Der zunehmende Druck im Bauchraum erweist sich nun als Verbündeter der elastischen Lungengewebe, die die Bestimmung haben, sich zusammenzuziehen.
Gleichzeitig erweist sich der mit der Einatmung zunehmende Druck im Bauchraum als Gegenspieler gegen das Zwerchfell. Er behindert dessen zu tiefes Absteigen und wirkt folglich bei der Ausatmung mit.

Die Schwimmprobe ist eine in der Gerichtsmedizin wichtige Untersuchungsmethode. Die Lungen sind vor der Geburt luftleere Organe. Wenn bei einem toten Neugeborenen

* Siehe auch Erich Rauch, *Diagnostik nach F. X. Mayr. Kriterien des Krankheitsvorfeldes, der Gesundheit und Krankheit.* Haug Verlag 1977.

der genaue Zeitpunkt seines Todes festgestellt werden muß, dann ist es wichtig zu wissen, ob er schon geatmet hat, bevor der Tod eingetreten ist oder nicht. Das geschieht durch die Schwimmprobe. Lungen sinken im Wasser nur dann nach unten, wenn sie noch nicht geatmet haben.

Der Mensch im Mutterleib ist ein Thema, das jeden Menschen beschäftigt. Viele Menschen glauben irrtümlich, daß die sogenannte Abnabelung, das ist die Durchtrennung der Nabelschnur nach der Geburt, eine bis dahin vorhandene Einheit von Mutter und Kind beendet. Dem ist jedoch nicht so. In keinem Entwicklungsstadium sind Mutter und Kind eins. Immer sind es zwei selbständige, in sich abgeschlossene Organismen, die jeder für sich einen Energiehaushalt führen, also einen eigenen Stoffwechsel haben.

Vor der Geburt hat der Mensch für diese Lebensphase spezielle eigene Organe. Es sind dies einmal die mit Fruchtwasser zu einem geräumigen Beutel gefüllten Eihäute. In diesem prallgefüllten Beutel findet der heranwachsende Organismus des neuen Menschen die erforderliche Bewegungsfreiheit.

Zum anderen sind es die Nabelschnur und der Mutterkuchen, Placenta genannt, der ähnlich wie das Wurzelwerk der Pflanzen dazu eingerichtet ist, einerseits dem mütterlichen Organismus sowohl die erforderlichen Nährstoffe als auch den benötigten Sauerstoff zu entnehmen, andererseits die Stoffwechselschlacken einschließlich der Kohlensäure in das mütterliche Blut auszuscheiden. Fruchtwasser, Eihäute, Mutterkuchen, Nabelschnur sind keine mütterlichen, sondern sämtlich kindliche Organe, die bei Ende der Schwangerschaft absterben und im Zusammenhang mit der Geburt vom Kind abgestoßen werden.

Die Geburt beginnt in der Regel damit, daß der Eihäutebeutel einreißt und das Fruchtwasser abfließt. Das Fruchtwasser ist sozusagen das erste Organ, das vom Kinde abgestoßen wird. Die anderen Organe, die der neue Mensch aus Anlaß seiner Geburt abwirft, die normalerweise erst unmittelbar im Anschluß an seine Geburt vom mütterlichen Organismus ausgestoßen werden, sind die Eihäute mit dem Mutterkuchen und der Nabelschnur. Sie werden als Nachgeburt bezeichnet.

Bei der Abnabelung handelt es sich demnach nicht um die Trennung von Mutter und Kind. Der neugeborene Mensch wird von jenen Organen getrennt, die er im Mutterleib zum Schutz seiner Eigenständigkeit, für Nahrungsaufnahme und Ausscheidung der Schlacken, sowie für die »äußere Atmung« gebraucht hat und die er nach der Geburt nicht mehr benötigt. Nach der Geburt stehen ihm für die äußere Atmung die Lungen zur Verfügung.

Zur Nahrungsaufnahme dient von jetzt ab der Mund, zur Ausscheidung der Schlacken dienen von jetzt ab Darm und After, Nieren und Harnwege sowie die Lungen.

Die Geburt ist zugleich eine Verwandlung. Vergleichbare Vorgänge sind aus dem Tierreich bekannt. Die Kaulquappen werfen Schwanz und Kiemen ab, wenn sie als Frösche zu Landbewohnern werden. Die Schmetterlinge entschlüpfen der Puppe, wenn sie ihr Dasein als Raupe beendet haben. Auch hierbei werden eigene Organe jeweils dann abgestoßen, wenn ihre Aufgabe erfüllt ist und andere Organe die neuen Aufgaben übernehmen können. Zum Vergleich eignen sich vielleicht auch die Weltraumraketen. Sie haben beim Start eine ganz andere Gestalt als bei der Landung. Unterwegs werden Raketenstufen Stück für Stück abgeworfen, wenn sie ausgebrannt sind und ausgedient haben. Dann müssen andere Einrichtungen bereitstehen, um die neuen Aufgaben zu übernehmen.

Der Geburtsvorgang ist zugleich ein Sterben. Das, was ausgebraucht ist, stirbt ab, damit das darin ausgereifte Neue geboren werden kann. Das erinnert uns daran, daß ein Samenkorn oder eine Kartoffel, die man in den Acker gibt, erstirbt, während sich in dem jungen Keim gleichzeitig das Leben in einer Art Geburtsvorgang seinen neuen Weg bahnt.
Die bis zur Geburt vorhandene, den späteren Leib weit übergreifende Ei-Gestalt des Menschen wird aufgelöst. Die mitsamt Mutterkuchen, Nabelschnur und Fruchtwasser absterbenden Eihäute geben den in ihrem Innern herangereiften menschlichen Körper frei. Durch den Geburtskanal hindurch erfolgt inmitten dieses Sterbens seine Geburt: Die Geburt des neuen Menschen.

Die Einleitung des neuen Lebens ist ein Vorgang, den man heutzutage fälschlich als atemberaubend bezeichnen würde. Er ist jedoch atemweckend. Hatten die Augen des neuen Menschen bis dahin nur Drüsenfunktionen, so werden unter der Fülle der Lichteindrücke jetzt Sehbahnen wachgerufen. Die ganze Haut und alle Sinnesfunktionen sind plötzlich in Kontakt gesetzt mit neuen und daher noch unbekannten Eigenschaften der neuen Umwelt. Eine Reizflut unbeschreiblicher Vielfalt grüßt den Neuankömmling und droht ihn zu überschwemmen.

Da geschieht das Wunder: *Der erste Atemzug.* Das Zwerchfell zieht sich zusammen. Im Nu entfalten sich erstmals die Hunderte von Millionen der bis dahin luftleeren Lungenbläschen. Es entsteht ein gewaltiger Sog. Der neue Mensch atmet auf, füllt zum ersten Mal seine Lungen mit unserer uns alle verbindenden und uns umgebenden Luft. Damit lebt er in unserer irdisch-atmosphärischen Welt. Seine Stimmbänder spannen sich. Während die

Zwerchfellspannung nachläßt und damit die erste Ausatmung beginnt, setzen die Stimmbänder der sich zusammenziehenden Lunge Widerstand entgegen:

Der erste Schrei entringt sich als erste Tat seinem ganzen Körper. Kaum jemals wird zu einem späteren Zeitpunkt so deutlich, daß die Stimme nicht allein im Kehlkopf ihren Ursprung nimmt, sondern daß es der ganze Körper ist, der sie durch das Zusammenspiel von Anspannung, Abspannung und Lockerheit hervorbringt. In diesem ersten Schrei ist der ganze Mensch repräsentiert. In ihm bekundet er sein Leben, seinen Atem und – wie Dr. Walter Werner, der Begründer einer eigenen Atem- und Stimmschule sagt – begründet seinen Lebenswillen zum Eintritt in das neue Wir und in die neue Wirklichkeit.

Der neue Kreislauf kommt dadurch zustande, daß sich das Herz gleichzeitig umbaut. Der Blutkreislauf wird dadurch zu zwei Kreisen wie zu einer Acht geschlungen, die ihren Schnittpunkt im Herzen haben. Es gibt den kleinen Kreis, das ist der Lungenkreislauf, und den großen Kreis, das ist der Körperkreislauf. Das Blut wird zum einen vom Herzen in die Lungen befördert, wo von nun an die äußere Atmung stattfindet. Zum anderen wird von jetzt ab das aus den Lungen kommende, sauerstoffreiche Blut vom Herzen in alle Organprovinzen des Leibes befördert, in denen dann die innere Atmung geschieht. Jetzt ist alles Blut, das der neue Mensch aus seinen abgeworfenen Organen, insbesondere aus seiner Placenta noch benötigt hat, in seinen neuen Kreislauf aufgenommen.

Die Abnabelung erfolgt erst, wenn die Nabelschnur von selbst zu pulsieren aufgehört hat. Jetzt kann sie durchtrennt werden. Das Wunder ist geschehen. Der neue

Mensch hat die Welt der Gebärmutter verlassen. Er ist in die Erdatmosphäre eingedrungen und sie in ihn. Er hat seinen ersten Schrei getan, und fortan atmet er. Er wird atmen, solange er lebt. Lufthunger ist das dringlichste seiner Bedürfnisse.

Die Atmung nimmt unter den lebenserhaltenden Funktionen eine zentrale Stellung ein. Das ist leicht einzusehen, wenn man die Atmung beispielsweise mit Essen und Trinken, mit Schlafen, mit Stuhlgang und Wasserlassen vergleicht. Wir wissen, daß Menschen nicht beliebig lange hungern oder dursten können. Ist jemand dazu gezwungen, dann verstärken sich zunächst Hunger und Durst. Wenn dieser Notzustand länger anhält, dann verschwinden sie wieder.
Wir sagen dann, ein Mensch sei überhungert, er sei über den Hunger und den Durst hinweg. Hält der Notzustand dann noch weiter an, lassen schwerste Störungen der Gesundheit und schließlich der Tod nicht mehr lange auf sich warten.

Wir wissen aus Erfahrung, daß ein Mensch sehr viel länger hungern als dursten kann. Wer nichts zu trinken bekommt, muß je nach dem Wärmegrad und der Luftfeuchtigkeit seiner Umwelt innerhalb von Stunden bis Tagen sterben. Wer nichts zu essen bekommt, muß je nach dem Ausmaß seiner körperlichen Inanspruchnahme innerhalb von Tagen bis Wochen sterben. Wer keine Luft bekommt, stirbt bereits innerhalb von wenigen Minuten. Wir können daraus den Schluß ziehen, daß die Atmung der lebenswichtigste Stoffwechselvorgang ist, dessen Ausfall unser Leben am schnellsten bedroht. In der Rangfolge der Lebensnotwendigkeiten finden wir lange vor der Funktion des Essens den Schlaf sowie Stuhlgang, Wasserlassen und Trinken und als dringlichstes die Atmung.

Die sexuellen Bedürfnisse stehen unter den lebensnotwendigen leiblichen Erfordernissen vielleicht an letzter Stelle. Angesichts dieser Tatsachen ist es erstaunlich, wieviel mehr im Verhältnis zur Atmung in den letzten Jahren über die sexuellen Bedürfnisse und über die Vermeidung von Diätfehlern beim Essen geschrieben worden ist. Zwar kann der Mensch auch an der Unordnung unbedeutender Organe und Gliedmaßen zugrunde gehen, so daß auch in jenen weniger wichtigen Gebieten Ordnung gehalten werden muß.

Allergrößte Bedeutung kommt dagegen dem aus den anderen Bedürfnissen hervorragenden Atemgeschehen zu. Hier wirken sich Mangelerscheinungen und Störungen aller Art am schnellsten und am verheerendsten aus. Umgekehrt bringt die Wiederherstellung der natürlichen Ordnung auf dem Gebiet der Atmung am schnellsten wirkungsvolle Hilfe. Das ist der Grund, warum hier über die Heilkraft des Atems berichtet wird. Die alten Ägypter wußten vermutlich genau, was sie damit meinten, wenn sie den Atem als das wichtigste Heilmittel bezeichnet haben. Sie nannten den Atem das »Heilmittel der Könige«.

Funktionen sind übbar. Kürzlich war ich dabei, als dem vierzehnjährigen Sohn meines Nachbarn der Gipsverband abgenommen wurde. Er hatte sich den linken Unterarm gebrochen und deshalb einige Zeit einen Gipsverband tragen müssen. Daran hatte er sich leicht gewöhnt. Jetzt aber schien er richtig mitgenommen zu sein. Er fragte mich aufgeregt, ob auch ich sehe, daß sein linker Arm viel dünner sei als der rechte. Hinzu kam, daß er große Schwierigkeiten hatte, das linke Handgelenk zu bewegen. Als er versuchte, mit Hilfe der gesunden Hand passive Bewegungen mit der linken auszuführen, stöhnte er auf und ließ es schnell wieder sein. Der Versuch war mit erheblichen Schmerzen verbunden. Kein Wunder, daß er jetzt annahm, da sei etwas schiefgegangen. Arm und Handgelenk seien womöglich für immer unbrauchbar.

Ich konnte ihn trösten. Bei erneuter regelmäßiger Inanspruchnahme der durch den Gipsverband stillgelegten Muskeln und Gelenke wird alles wieder in Ordnung kommen. Ich erklärte ihm, daß ein Gipsverband praktisch immer solche Folgen hat. Muskeln, die nicht in Anspruch genommen werden, schwinden. Werden Muskeln dagegen in regelmäßigen Gebrauch genommen, so werden sie dicker und kräftiger. Sie wachsen. Ihr Zellen vermehren sich.

Man hört heute viel von Bodybuilding. Früher sprach man von Leibesertüchtigung. Dabei handelt es sich darum, daß alle natürlichen Funktionen unseres Bewegungsapparates, unserer Gelenke und der ihnen zugeordneten Muskulatur gezielt und regelmäßig geübt werden. Dadurch gewinnen die übenden Muskeln eine gehörige Stärke und Dicke und verleihen unserem Körper Relief und eine profilierte Gestalt. Der Körper wird durch die ausgeprägten Konturen der geübten Muskulatur schöner. Er sieht gesünder, kräftiger und ansehnlicher aus. Was dagegen rastet, das rostet. In jedem Organismus gedeihen nur jene Funktionen, die regelmäßig in Anspruch genommen werden.

Allerdings meine ich nicht das isolierte, mechanische Üben einzelner Körperteile oder einzelner Muskeln, obgleich die Nervenheilkunde zuweilen darauf angewiesen ist. Ich meine mit dem Üben einer Funktion, daß sie dabei eingebettet bleibt in den ganzen Organismus und daß sie den ganzen Organismus in ihr Funktionieren mit einbezieht. Erst das ist gleichbedeutend mit Gesundheit und Wohlbefinden. Vorzüglich sind hier die sogenannten

Eutonie(Wohlspannung)-Übungen, die von Gerda Alexander* entwickelt und zum Beispiel in dem Buch »Jede Minute sinnvoll leben« von Marlis Stangl beschrieben worden sind.**

Der Unterschied ist leicht zu merken, wenn Sie sich für die folgende gymnastische Übung hinstellen, sich mit einer Hand an der Wand stützen und ein Knie anheben. Dann machen Sie mit dem freien Fuß fünf Linkskreise und fünf Rechtskreise, um – wie man sagt – die Fußgelenke zu lokkern. Dann wird der Fuß wieder abgesetzt, das andere Knie hochgehoben und nun bei unbewegtem Oberschenkel mit dem freien Unterschenkel fünfmal ein Linkskreis und fünfmal ein Rechtskreis beschrieben und das Bein wieder abgesetzt. Das wäre eine weitgehend isolierte Muskel- und Gelenkübung. Und nun machen Sie statt dessen folgendes: Heben Sie wieder ein Knie an, und beschreiben Sie mit dem freien Fuß im Fußgelenk ganz langsam, so langsam wie möglich fünf Linkskreise. Stellen Sie sich dabei vor, daß an Ihrem großen Zeh ein Schreibstift befestigt ist, mit dem Sie die Kreise auf den Fußboden zeichnen, während Sie in der ganzen Fläche Ihres Rückens warmen Hauch sammeln und aus dem geöffneten Mund aushauchen. Dann setzen Sie den Fuß zur Atempause ab, lassen das sich spannende Zwerchfell zur Einatmung nach bauchwärts schnellen und verfolgen mit Ihrem Bewußtsein die Sauerstoffwirkung, das heißt die als kühl empfundenen Strahlen der Einatmung, wie diese das Steißbein »anleuchten«. Dann können Sie bei einiger Übung spüren, wie das Steißbein die Einatmung zum

* Gerda Alexander: *Eutonie. Ein Weg der körperlichen Selbsterfahrung.* Kösel Verlag 1976.

** Siehe auch: A. u. M. Stangl: *Lebenskraft. Selbstverwirklichung durch Eutonie und Zen.* Econ Verlag 1978.

Schädeldach reflektiert, ähnlich wie die aufragenden Bergspitzen die Morgensonne widerspiegeln. Dann können Sie spüren, wie der Körper, schlanker und länger geworden, sich ein wenig aufreckt. Nun heben Sie das Knie wieder und machen im Fußgelenk Ihre Kreise rechts herum. Dabei zeichnen Sie wieder in Gedanken. Sie können dabei zum Beispiel auch die Buchstaben Ihres Namens mit dem an Ihrem Zeh gedachten Schreibstift niederschreiben. Wieder wird dabei hauchend warm ausgeatmet, als wollte man damit die Eisblumen an einer Fensterscheibe schmelzen. Dann wird der Fuß wieder abgesetzt und so weiter. Wenn Sie dies bis hierher mitgeübt haben, dann werden die meisten von Ihnen erlebt und selbst erfahren haben, was es bedeutet, daß die Funktionsübungen der Muskeln und Gelenke eingebettet sein sollten in das Ganze unseres Organismus und damit unserer Person. Sie haben bei dieser Übung nicht einzelne Muskelgruppen sinnlos bewegt, sondern intentionale Bewegungen ausgeführt. Sie haben sich auf etwas gerichtet, sich damit einen Resonanzraum erschlossen und damit Ihre Bewegung beseelt. Sie haben zum Fußboden hin ein Wir gebaut, haben sich Kreisfiguren oder Buchstaben oder Ihren Namen vorgestellt, haben vielleicht bemerkt, wie Ihre Zunge, Ihre Stimmbänder und wer weiß was noch alles für Organe wie von selbst mitgewirkt haben, wenn Sie Ihre so langsam wie möglich gezogenen Kreise erst aus den Fuß- und später aus den Kniegelenken zur Darstellung gebracht haben.

Bei diesem Beispiel wird klar, daß erst die in den Organismus eingebettete und ihn ganz einbeziehende Inanspruchnahme durch die gymnastische Übung gleichbedeutend ist mit Gesundheit und Wohlbefinden.
Müssen Funktionen brachliegen, weil sie vernachlässigt

oder, wie im Beispiel mit dem Gipsverband, stillgelegt werden, so ist dies gleichbedeutend mit Schwäche, Unbehagen und Einschränkung der Lebendigkeit. Johann Heinrich Schultz, der Begründer des autogenen Trainings, hat einmal gesagt, daß jede biologische Funktion übbar ist, wie zum Beispiel die Beweglichkeit von Muskeln und Gelenken. Das gilt auch für die Atmung.

Es gibt auch *Gefahren der Überatmung.* Deshalb ist die Frage wichtig: Wie kann man Atmung üben? Sollte man womöglich einfach immer schneller hintereinander aus- und einatmen? Das würde jedem, der es versucht, schlecht bekommen. Kürzlich habe ich das bei einem Kindergeburtstag erlebt. Alle achtzehn Kinder hatten jeder einen leeren, großen Luftballon geschenkt bekommen. Sie wollten sehen, wer seinen Luftballon am schnellsten aufblasen kann. Und dann pusteten sie um die Wette. Ehe sie aber damit fertig wurden, wurde ihnen schwindlig und schwarz vor den Augen. Wie kommt das? Der Grund ist einfach einzusehen. Sie haben nur die äußere Atmung aktiviert und eine große Luftmenge durch ihre Lungen geschleust. Dabei haben sie dem Blut unter anderem sehr viel mehr Kohlensäure entzogen, als ihm dienlich ist.
Die Folge davon sind Änderungen im Mineralhaushalt des Blutes, beispielsweise kommt es zu Calcium-Mangel.
Hierdurch können Krampfzustände zunächst im Gesicht und an den Händen ausgelöst werden, die dem Wundstarrkrampf, der Tetanie ähneln. Der Fachausdruck dafür heißt Hyperventilationstetanie. Auf diese Weise läßt sich offensichtlich die Atmung nicht üben.

Maßgebend ist immer das Ganze. Wer mehr atmet, mehr ißt und mehr trinkt, als er benötigt, der schädigt sich. Wir können leicht erkennen, daß es auf etwas anderes ankommt: auf das Tätigwerden des ganzen Organismus. Um die Atmung zu üben, sind Gesang, körperliche Bewegung, Körperarbeit, Tanz, Gymnastik und Sport die Mittel der Wahl. Als Sonderform von Gymnastik und Sport sind auch verschiedene Yoga-Übungen zu nennen. Spaziergänge, besonders Bergwandern und Bergsteigen üben die Atmung in hervorragender Weise.

Singen, Arbeiten und Wandern sind mit die besten Gefallen, die man sich tun kann. Es lohnt sich, seinen Tag, sein Wandern und Arbeiten mit Singen zu begleiten. Die Arbeitsgesänge der Handwerker, der Schnitter und der Seeleute sind noch nicht ganz vergessen. Wir sollten diese segensreichen alten Sitten in einer den heutigen Arbeitsverhältnissen angemessenen Form wieder zum Leben erwecken.
Sobald die Arbeitsleistung unseres Organismus vergrößert wird, steigt der Energiebedarf. Die Zellatmung nimmt zu. Damit vergrößert sich die innere Atmung. Die Zellen entnehmen dem Blut mehr Sauerstoff und scheiden vermehrt Kohlensäure aus. Das Atemzentrum wird durch das Ansteigen des Kohlensäurespiegels im Blut alarmiert. Und schon wird bei zunehmendem Lufthunger auch die äußere Atmung größer.
Die Atemzüge werden tiefer und schneller. Der Gaswechsel vervielfacht sich, ohne daß es zu den geschilderten Störungen einer isolierten Hyperventilation kommt. Das ist der Weg, um die Atmung zu üben. Damit bedarf der Satz von der Übbarkeit unserer Funktionen einer Ergänzung. Er muß richtiger heißen: Jede Funktion kann und soll durch ihre Inanspruchnahme innerhalb einer Aktivierung des ganzen Organismus und damit des ganzen Menschen geübt werden. Hier sind wir einem Geheimnis sowohl der Gesundheit als auch der Heilung von Krankheiten auf der

Spur. Solange die Arbeit unserer Organe harmonisch einbezogen ist in die Tätigkeit unseres ganzen Organismus, *sind* wir gesund.

Wie der Säugling trinkt, ist beispielhaft. Wird beispielsweise ein Säugling an der Mutterbrust gestillt, dann trinkt nicht der Mund allein, sondern der ganze Mensch. Dann schluckt er nicht, um als Ergebnis Sättigung zu erzielen. Er weiß nicht einmal, was das ist. Der ganze Mensch trinkt.

Alle seine Funktionen sind auf das Trinken bezogen. Sein Leben besteht in diesem Augenblick aus Saugen, Schmecken, Fühlen, Schlucken und vielem anderen mehr, das da gleichzeitig geschieht, nicht neben, sondern einbegriffen in den Lebensvorgang des Trinkens.

Nicht das Ergebnis der Sättigung, sondern der Vorgang bis hin zur Sättigung ist der Lebensprozeß. Er verbraucht sich nicht für die Herbeiführung der Sättigung, sondern er gedeiht während des Trinkvorgangs.

Der Schneckenhausbau ist ein weiteres Beispiel. Die Schnecke, die ihr Haus baut, lebt nicht, um ihr Haus zu bauen und um es dann, wenn sie dieses Ziel erreicht hat, in Muße zu bewohnen. Der Hausbau *ist* ihr Leben. Bauend lebt, wächst und gedeiht sie. Bauend betätigt sie zugleich alle anderen Funktionen ihres Lebens, die ebenso wie ihr Hausbau ihr ganzes Leben sind.

Betrachten wir ein Kind, während es spielt, hingebungsvoll ißt oder schläft. Es tut dies alles nicht, um groß zu werden, um sich einen erwachsenen Organismus zu erbauen, in dem es dann hausen und »das Leben genießen« kann. Sein Heranwachsen, die Betätigung seiner Funktionen, sein Singen, Schlafen, Essen und Spielen, sein Zanken und Lachen, das alles ist sein Leben selbst.

Das alles ist nicht das Mühen zur Erreichung eines fernen Zieles. Das alles ist immer schon selbst das Ziel, wenn wir es uns und anderen nicht dadurch verscherzen, daß wir das Ziel in die Ferne rücken. Durch einen solchen Irrtum narren wir uns und jagen vermeintlichen Zielen nach. Dadurch machen wir aus unserem Leben ein Mittel zum Zweck. Das gilt auch dann, wenn wir arbeiten, um uns eines Tages zur Ruhe zu setzen und dann das Leben genießen zu können. Es ist demnach töricht und verhängnisvoll, zu einem Kind zu sagen: »Iß schön, damit du groß wirst.«

Das Sprichwort, daß man den Wald vor Bäumen nicht sieht, gehört ebenso hierher wie das Goethewort: »Warum in die Ferne schweifen, sieh, das Gute liegt so nah!« Am umfassendsten wird die angesprochene Wahrheit in dem Jesuswort ausgedrückt: »Das Himmelreich ist inwendig in euch!« Diese Wahrheit läßt sich auch bei der Atmung erkennen. Kaum jemand atmet in der Absicht, um auf diese Weise sein Leben aufrechtzuerhalten oder um sich regelmäßig Luft zu holen. Meistens geschieht die Atmung von selbst. Sie geschieht wie das Leben selbst.

Will man feststellen, ob jemand lebt, schaut man als erstes nach, ob er atmet. Hier stößt die Gleichsetzung einer Funktionstätigkeit mit dem Leben sogar in unserem vielfach verunsicherten Gefühl noch nicht auf Widerspruch. Aber wenn wir beispielsweise Fenster putzen, einen Nagel in die Wand schlagen oder ein Bild malen, dann erliegen wir oft der Versuchung, unser Leben herabzuwürdigen. Dann soll unser Leben nur noch Mittel zum Zweck sein: Zu dem Zweck, daß dann ein sauberes Fenster da ist, daß etwas an den Nagel gehängt werden kann, daß es ein Bild gibt. In Wahrheit ist es umgekehrt. Fensterputzen, Nageleinschlagen, Bildermalen und was sonst immer uns zum Tun herausfordert; das alles sind »nur«

Mittel zum Zweck, Mittel zu dem Zweck der Entfaltung unserer Sinneswahrnehmungen, unserer Tätigkeit und damit unseres Lebens.
Das, was dem Leser hier womöglich als schwer verständlich erscheint, wird sofort klar und einsichtig, wenn man es am Beispiel gesellschaftlicher Vorgänge betrachtet. Gesetzt den Fall, jemand unternimmt es, ein Produktionsziel zu verfolgen. Er errichtet Fabriken und Verkaufsorganisationen. Er braucht Arbeiter. Jetzt besteht bekanntlich die Gefahr, daß diese Menschen mit ihrer Arbeitskraft als Mittel zum Zweck ausgenutzt werden. Ein solcher Vorgang ist als Proletarisierung bekannt. Im Grunde besagt dieses Wort nichts anderes, als daß Menschen als Mittel zum Zweck herabgewürdigt werden; *der Proletarier: ein Mensch als Mittel zum Zweck.*

Das, was wir an diesem Beispiel eines gesellschaftlichen Vorganges sehen, gilt in gleicher Weise für jeden einzelnen Menschen und seinen Umgang mit sich selbst. Denn jeder von uns besitzt seinen Körper mit allen in ihm vorhandenen Funktionen und Arbeitskräften wie ein ganzes Volk, mit dem er wie mit einem Partner, aber auch wie mit einem Gegenstand umgehen kann. Jeder von uns kann pfleglich oder schlampig mit sich umgehen. Im äußersten Fall kann jeder sich sogar selbst töten.

Sich selbst Freund sein. Jeder könnte natürlich auch sein bester und treuester Freund sein und sich beistehen besonders in Not, Kummer und Gefahr. Jeder könnte seine Funktionen im Umgang mit der Welt entwickeln und so sein Leben entfalten. Aber wie wir gesehen haben und aus vielen Erfahrungen wissen, kann jeder auch alle seine Funktionen proletarisieren, aus dem Zusammenhang reißen, äußeren Zwecken unterwerfen, etwa nur, um beispielsweise Geld zu verdienen.

Das gleiche Beispiel aus dem Leben der Gesellschaft kann uns auch das Umgekehrte, die *Prostitution* verdeutlichen. Es ist genausogut denkbar, daß sich ein einzelner oder eine Gruppe ohne Rücksicht auf das Ganze der Gesellschaft betätigt, sich auslebt und nur dafür sorgt, daß allein er als einzelner oder sie als Gruppe zu Fülle und Macht gelangt. Auf den Leib angewendet heißt das, einzelne Funktionen isoliert zu betätigen und zu üben. Dann treffen wir beispielsweise ein Herz an, das doppelt so schnell schlägt wie gewöhnlich, ohne daß dies den Erfordernissen des Organismus entspricht. Dann sondert die Schleimhaut eines Magens Säure ab, ohne daß Nahrung zum Verdauen da ist. Dann wird getrunken ohne Durst, gegessen ohne Hunger, geschlechtlich verkehrt ohne Bedürfnis und ohne Liebe. So falsch es ist, sein Leben und dessen Funktionen zu proletarisieren, so falsch ist es, sein Leben und dessen Funktionen zu prostituieren, das heißt: losgelöst aus den Zusammenhängen, also sinnwidrig, zu gebrauchen. Um das handelt es sich nämlich bei den eben beschriebenen Vorgängen, für die das beste Beispiel vermutlich die Geschwulstbildung ist. Einzelne Zellen oder Zellgruppen entfalten dann ein heftiges und wildes Wachstum, ohne damit jedoch in eine sinnvolle Bezogenheit zum Ganzen des Organismus eingebettet zu sein. Sie bilden eine Geschwulst und führen ein für den Organismus mehr oder minder bedrohliches Schmarotzerdasein. Jede Krankenbehandlung, die dem davon betroffenen Organismus dienen will, muß die Beseitigung der Geschwulst beabsichtigen.

Leiblichkeit und Leibhaftigkeit sind zwei Seinsweisen des Menschen. Wir alle haben unseren Leib und tragen damit für ihn eine große Verantwortung als leibhaftige Lebewesen. Gleichzeitig aber sind wir auch mit unserem Leibe identisch. Wenn wir uns verletzen, dann sind wir selbst verletzt. Wenn wir uns aufrichten, dann sind wir selbst aufgerichtet. Wenn wir unseren Leib ordnen, dann ordnen wir uns selbst. Wir sind eben nicht nur leibhaftige, sondern gleichzeitig auch leibliche Lebewesen, ein Thema, das ich in meinem Büchlein »Kränkung, Krankheit und Heilung in leiblicher, seelischer und geistiger Sicht«* ausführlicher abgehandelt habe.

Dem Leser wird auch bei der hier gebotenen Kürze indessen klargeworden sein, wie die Beispiele vom Nagel, der in die Wand geschlagen wird, vom Fensterputzen und vom Malen eines Bildes gehandhabt sein wollen.

Der Spaziergänger lebt sein Leben in den Zeiten, in denen er spazierengeht, in seinem Spazierengehen und nicht im Erreichen von Zielen. Dementsprechend kann auch der Fensterputzer die Fülle seines Lebens entfalten und erfahren, indem er Fenster putzt, ohne als Ziel die geputzten Fenster anzustreben und seine Arbeit bis dahin zu einem Mittel zum Zweck abzuwerten. Der Leser kann diese Zeilen lesen, um das Buch zu »schaffen«. Er kann aber auch, indem er liest, dauernd am Ziel, das heißt sich seiner selbst vollkommen inne sein. Das ist offenbar das Schwerste und Leichteste zugleich. Man braucht innerlich nur loszulassen und einzuwilligen, daß das Leben nicht dahinten, sondern hier und jetzt voll anwesend ist.

Die Wege dahin, die zu beschreiten vielen Menschen offensichtlich schwerfallen, sind zahlreich. Der am leichtesten gangbare ist der Weg über die Atmung. Jeder kann ihn finden und ihn gehen – auch im Krankheitsfalle, ehe er sich medikamentösen oder chirurgischen Eingriffen aussetzt, die sich natürlich nicht immer vermeiden lassen. Jeder kann die Heilkraft des Atems für sich in Anspruch

* Haug Verlag, 1976.

nehmen, um vorzubeugen oder um in vielen Fällen dadurch zu genesen. Die Heilkraft des Atems kann bei erforderlichen Operationen oder Medikamentenbehandlungen den Heilverlauf in jeder Weise begünstigen. In den vergangenen Jahren haben verschiedene Meditations- und Yogapraktiken Eingang in unseren Kulturkreis gefunden. Dabei lernen die Übenden, sich aus ihren zielgerichteten Alltagsabläufen für kurze Zeitspannen herauszunehmen, um sich still hinzusetzen und die ganze Aufmerksamkeit nur den eigenen unwillkürlichen Atemvorgängen zuzuwenden.
Tatsächlich bemerken nicht wenige dabei, daß Spazierengehen und Fensterputzen bereits das Ziel sind: Sie bemerken, daß ihr ganzes Leben hier, hier bei dieser Übung und nicht irgendwo dahinten ist.
Auch in den Zen-Praktiken, beispielsweise beim Bogenschießen, erlebt der Übende, daß nicht das Ziel und nicht das Treffen des Zieles wesentlich sind, sondern das Einswerden mit jedem einzelnen Vorgang. Dazu gehören: das Bereitstellen von Pfeil und Bogen, das Auspacken, das Einspannen der Bogensehne, das Hinzutreten, das Fassen und Ergreifen der Geräte, das Einlegen des Pfeils und so weiter bis zum Lösen des Schusses, zum Verneigen, Abtreten, Abnehmen der Sehne, Einpacken und Weglegen. Im abendländischen Golfspiel lassen sich viele Elemente davon wiederfinden.

Jetzt und hier heißt die Parole. Das Auspacken eines Spieles ist ebenso bedeutsam wie das Einpacken. Das Benutzen von Geschirr ist ebenso bedeutsam wie das Abspülen und Abtrocknen. Das Spänemachen ist gleichermaßen eine Art des Lebens wie das Saubermachen. Alles ist immer nur jetzt vorhanden, und alles ist immer nur hier vorhanden. Niemals ist das Glück dort oder damals oder

»dann und dann«. Jetzt und hier ist der Atem. Er wirkt, schafft und heilt in der Einatmung, in der Ausatmung und in der Atempause. Wenn man bedenkt, wie vielen Menschen heute das Saubermachen, das Geschirrspülen, das Aufräumen verleidet ist, dann wird deutlich, wie sehr wir dazu neigen, uns immer wieder aus dem Paradies einer mit unserer Anwesenheit erfüllten Gegenwart zu vertreiben.

Ein, aus, Pause ist der große Rhythmus unseres Atems. Als Einatmung erfüllt uns der Atem Faser um Faser, Zelle um Zelle mit neuem Leben, mit Gesundheit und Heilkraft. Als Einatmung durchweht er wie eine Sauerstoffwolke den ganzen Körper. Als Einatmung übermittelt er uns die Witterung der ganzen Welt. Das schnuppernde Einatmendürfen beseelt unser Denken und Fühlen, unser Wollen und alle Funktionen unseres Leibes. Einatmung ist die substantielle Begegnung mit dem Leben selbst, das dadurch neues Leben in uns erzeugt.
Als Ausatmung dürfen wir alle Fehlspannungen, alle Irrtümer und Schwächen, alles Verbrauchte und Kranke wie in einen warmen Hauch einbetten, mit ihm zusammen ausströmen lassen und dankbar zurückgeben an die große Welt.
In der Atempause dürfen wir uns innerlich bereit machen, dürfen wir Unvoreingenommenheit, Geduld, Vertrauen und Stille üben und in Lockerheit dem Atem gegenüberstehen. Bis unwillkürlich das Impulsbündel für den neuen Atemzug, einem Blitz vergleichbar, vom Atemzentrum an alle daran beteiligten Nerven- und Muskelzellen abgefeuert wird und neues Leben, Gesundheit und Heilkraft, als neue Einatmung unseren Organismus durchdringt und dabei wie mit einem gezielten Sonnenstrahl jede einzelne Zelle trifft und ihr beisteht.

Störungen und Abhilfen

Mechanische Behinderung der äußeren Atmung ist möglich und verdient besondere Beachtung. Äußerst gefährlich sind sogenannte Ohnmachtsspiele von Jugendlichen. Es handelt sich dabei um ein »Spiel« zu zweit. Einer, der das Ohnmachtserlebnis und die damit verbundenen Einschlafträume haben will, stellt sich nach tiefer Ein- und Ausatmung mit dem Rücken vor den anderen. Dieser schlingt von hinten seine Arme um das untere Brustkorbdrittel und preßt damit sein »Opfer« fest an sich. Das Ergebnis ist eine äußere Einengung des Brustkorbs und des Oberbauches, Behinderung der Zwerchfelltätigkeit und des Blutflusses zum Herzen. Die nächste Einatmung wird unterbunden, und der Mensch wird rasch bewußtlos. Jetzt läßt man ihn zu Boden gleiten. Nach wenigen Sekunden normalisiert sich alles wieder. Hat man etwas zu lange gedrückt, tritt Atemlähmung ein und der Mensch stirbt, wenn er nicht sofort eine Spezialbehandlung mit künstlicher Beatmung oder Atemspende erhält. Häufig kommt es auch vor, daß der Bewußtlose losgelassen wird, so daß er hinstürzt. Dann können schwere Verletzungen die Folge sein. Todesfälle, auch als Folge von Schädelbrüchen, die der Hinstürzende erleiden kann, sind bekannt geworden. Das, was hier durch gefährlichen Übermut ausgelöst und angerichtet wird, kommt auch im Zusammenhang mit Unglücksfällen vor: Die äußere Atmung wird behindert oder unmöglich gemacht. In solchen Fällen besteht immer unmittelbare Lebensgefahr. Das bedeutet, daß für Rettungsversuche nur Minuten, oft nur Sekunden zur Verfügung stehen. Die Ursachen sind entweder äußere Beengungen, wie eben beschrieben, als Folge von Verschüttungen oder von Strangulationen, etwa beim Erhängen oder Erdrosseln. Auch können die Atemwege durch eingedrungene Fremdkörper verstopft werden. Die erste Hilfe hat deshalb immer damit zu beginnen, daß man alles beseitigt, was die Atmung behindern könnte.

Künstliche Atmung setzt daher voraus, daß man Bewußtlosen stets als erstes den Mund öffnet und untersucht. Werden dabei Fremdkörper angetroffen, so müssen sie entfernt werden. Dazu gehören alle Arten von beweglichem Zahnersatz, Kaugummi, Kautabak, Speisereste und andere Gegenstände, die sich Menschen in den Mund stecken, also auch Murmeln bei Kindern oder sogar Geldstücke. Dazu gehören aber auch Wasser und Schlamm bei Ertrinkenden sowie Mageninhalt oder auch Blut beim Vorliegen von Gefäßverletzungen.

Beengungen müssen beseitigt, beengende Kleidungsstücke oder Strangulierungen müssen geöffnet werden. Befinden sich flüssige Fremdstoffe in den Atemwegen, wird der Bewußtlose auf den Bauch gedreht. Der Helfer, der mit gegrätschten Beinen über dem Bewußtlosen steht, umfaßt dessen Becken und hebt es so weit hoch, daß Oberkörper und Kopf abwärts hängen. In dieser Stellung, verstärkt durch leichtes Schütteln, laufen flüssige Fremdstoffe aus den Atemwegen heraus.

Danach kann mit der künstlichen Atmung begonnen werden. Hierzu liegt der Verletzte auf dem Rücken. Der Kopf ist zur Seite gedreht, das Kinn nach vorn geschoben. Seine im Ellbogen gebeugten Arme werden als Schutz für die Rippen so über den Brustkorb gelegt, daß die Hände sich am oberen Ende des Brustbeins berühren. Der Helfer drückt den Brustkorb mit Hilfe der als Schienen benutzten Arme des Bewußtlosen ein wenig zusammen, um die verbrauchte Luft aus den Lungen auszupressen. Dann gibt er den Brustkorb wieder frei und führt die Arme des Verletzten seitlich nach aufwärts, so daß der Brustkorb geweitet wird und dadurch Luft in die Lungen einströmt. Dieses Vorgehen wird rhythmisch wiederholt und so lange fortgesetzt, bis der Bewußtlose wieder von allein atmet.

Bei der *Atemspende* liegt der Bewußtlose auf dem Rücken. Der Kopf wird so gebettet, daß es zu einer starken Rückwärtsbeugung des Kopfes kommt. Dabei wird sein Kopf mit beiden Händen gefaßt, der Unterkiefer nach vorn geschoben und der Mund geschlossen. Der Helfer öffnet den eignen Mund so weit wie möglich, holt tief Luft und preßt seinen Mund um die Nase des Bewußtlosen herum auf dessen Gesicht. Dann bläst er kräftig die eigene Ausatemluft in die Atemwege des Bewußtlosen. Dabei kann er deutlich spüren, ob es ihm damit gelingt, die Lungen des Bewußtlosen zu füllen oder ob ein Hindernis in den oberen Atemwegen vorliegt. In diesem Fall sind Mund und Rachen nochmals zu kontrollieren.

Abgesehen von den groben, oft lebensbedrohenden mechanischen Behinderungen der äußeren Atmung dürfen weniger sichtbare mechanische Behinderungen, die vielen Menschen oft mehr zu schaffen machen als es ihnen bewußt ist, nicht unerwähnt bleiben. Dazu gehören unzweckmäßige Kleidung, schlechte Körperhaltung und falsche Ernährung.

Kleidung ist schädlich, wenn sie den Körper einschnürt und dadurch die Atembewegung behindert. Körperhaltungen, die den Brustkorb zusammendrücken oder die Baucheingeweide einengen, sind der Atmung und damit der Gesundheit abträglich. Dazu gehören das Übereinanderschlagen der Beine im Sitzen, das Hoch- und Nachvornziehen des Schultergürtels, das zusammengekrümmte Sitzen und das Vorschieben der Unterkieferpartie des Gesichts.

Ist der Füllungszustand der Baucheingeweide zu groß oder ihre Eigenspannung durch Entzündungen verändert, so ist ein nachhaltiger abträglicher Einfluß auf die Atmung, auf Sprechen und Singen unausbleiblich. Die durchschnittliche Lage des Zwerchfells wird dann nach oben

verschoben, der Brustkorb gedehnt und die Hilfsatemmuskulatur in Anspruch genommen.
Bedenkt man, daß ein Mensch pro Stunde an 1000 und in einem ganzen Leben von ca. 78 Jahren etwa 666 Millionen Atemzüge macht, dann wird man den Karlsbader Kurarzt Franz Xaver Mayr verstehen, wenn er seine Behandlungsmethode der Baucheingeweide und der Darmreinigung mit Recht als besondere Form der Atemtherapie, als eine passive, vom Bauch aus erfolgende »Zwerchfellbeatmung« bezeichnet hat.
Mit einer Tonisierung der erschlafften Darmpartien, mit Verbesserung der Blutzirkulation im Bauchraum, schließlich mit Aufheben von Stauungen in den Verdauungsdrüsen einschließlich Leber und Bauchspeicheldrüse kommt es zwangsläufig zu einer schlagartigen Verbesserung der Atmung und damit der Blutqualität. Die hervorragende Auswirkung auf den ganzen Stoffwechsel ist die weitere selbstverständliche Folge.
Ähnliches gilt, wenn jemand unzweckmäßige atembehindernde Kleidung ablegt. Die unmittelbare Wirkung wird als befreiende Erquickung erlebt.
Schließlich kann auch eine durchgreifende Haltungsverbesserung unmittelbar als befreiend und heilsam erfahren werden.

Es gibt *funktionelle Atemstörungen* selbst bei völlig intakten Atemwegen, bei einem gesunden Nervensystem, regelrechter Entwicklung des Brustkorbes und der Muskulatur, die als Behinderungen beschrieben werden können. Es gibt Behinderungen der Einatmung, der Ausatmung und der Pause, die durch die Lebensweise des Menschen bedingt sind.
Sein Verhältnis zu sich selbst und zu anderen, das übrigens dem entspricht, was wir Seele nennen, dieses Ver-

hältnis ist für funktionelle Atembehinderungen maßgebend.

Aufatmen und Seufzen spielen im Leben jedes Menschen eine wichtige Rolle. Von Zeit zu Zeit begegnet es jedem Menschen, daß ihm unversehens ein besonders großer Atemzug geschieht, der im allgemeinen als lösend und befreiend erlebt wird. Wir sagen dazu, er atmet auf. Ein Aufatmer ist etwas anderes als ein Seufzer. Beim Seufzer ist die Einatmungsphase gegenüber dem Aufatmen leicht verkürzt und die Ausatmung ein wenig gebremst. Dadurch ist die Seufzer-Ausatmung geräuschvoller und nicht selten mit einem Ton angereichert, dem Seufzerton, der gleichfalls als Ausatembremse wirksam ist.

Gähnen. Eine besonders auffallende Erscheinung innerhalb des Atemgeschehens ist das Gähnen. Es tritt meist unwillkürlich und nicht selten unversehens auf. Es kann aber auch jederzeit willkürlich hervorgerufen werden. Interessanterweise ist es zumeist auch ansteckend, kann jedoch jederzeit in jeder Phase und in jedem gewünschten Grade unterdrückt werden.
Das Gähnen steht infolgedessen auf der einen Seite dem Anfallsgeschehen nahe. Auf der anderen Seite zählt es zu den ältesten und wirkungsvollsten Atemübungen.
Die Nasenlöcher werden weit gestellt. Der Mund öffnet und rundet sich. Diese an der Nasenspitze und den Lippen beginnende Bewegung setzt sich durch Öffnen der Zahnreihen und geringes Vorschieben des Unterkiefers, durch Vergrößerung des Abstandes zwischen Gaumen, Zunge und Zungengrund fort bis in den Rachen und Schlund, bis in den Kehlkopf und in den Bauch. Das Zwerchfell zieht sich zusammen, tritt tiefer; der Leib wölbt sich vor, die Flanken dehnen sich. Damit beginnt eine Ver-

stärkung des ganzen Vorganges durch eine gleichzeitig einsetzende rückläufige Öffnungsbewegung: Brust und Arme werden hoch und zur Seite geräkelt und gedehnt. Der Mund wird maximal geöffnet. Tränen rinnen aus den Augen und in der Nase herunter. Und im Zusammenhang mit den muskulären Dehnungen entstehen urige Laute in der Kehle, die deshalb meist weithin hörbar sind, weil der weit geöffnete Mund und Hals wie Verstärker wirken und weil auch alle anderen Resonanzräume des Kopf-, Brust- und Bauchraumes angeschlossen sind.
Als Übung ist das Gähnen sowohl zur Anregung des Zwerchfells, der Stimme und der Sprechwerkzeuge zu empfehlen. Wer singen oder etwas vortragen möchte, kann sich und seinen Zuhörern dadurch gute Dienste erweisen, daß er sich auf diese Aufgabe mit ein paar Gähnübungen vorbereitet. Das Gähnen kann dadurch willkürlich erzeugt werden, daß man die eben beschriebenen muskulären Abläufe beim Gähnvorgang nacheinander vollzieht oder einfach den Text nochmals durchliest und daß man alle einengenden Impulse unterläßt. Denn das Gähnen kann, wie schon gesagt, unterdrückt werden, indem man entgegengesetzte Bewegungen macht, den Mund schließt oder den Zungengrund gegen den Gaumen drückt oder schluckt oder den Bauch einzieht. Aber das sollte man alles möglichst nicht tun, außer wenn die Umstände es gebieterisch verlangen.
Spontan stellt sich das Gähnen dann ein, wenn wir zu lange zuwenig geatmet haben und eine dadurch hervorgerufene Überladung des an Sauerstoff verarmten Blutes mit Schlacken eingetreten ist, wenn wir atemberaubenden Vorträgen oder Gedanken gefolgt sind und das Gehirn übermäßig beansprucht haben. Dann bringt das Gähnen eine Lösung herbei. Dann wird, so sagten die alten Atemlehrer, das Gehirn »wieder lang«. Das Gähnen tritt aber

auch ein, wenn wir insgesamt müde sind und längst schlafen gegangen sein sollten. Und das muß bekanntlich nicht nur nachts der Fall sein. Ein Schläfchen vor dem Mittagessen oder vor dem Abendessen ist ganz besonders erholsam und unserer Gesundheit zuträglich. Es ist jedenfalls weit besser als das Schläfchen nach den Mahlzeiten. Und sollte man nicht müde sein, dann sei das Gähnen, das willkürlich hervorgebrachte Gähnen, bevor man ißt, jedermann empfohlen, weil dieses Geschenk des Himmels unsere Verspannungen löst, unsere Säfte, auch die Verdauungssäfte anregt, unsere ganze Leibeswelt aufnahmefähig und locker macht und nicht zuletzt auch unsere Laune verbessert; besonders dann, wenn wir dabei ordentlich Töne machen und uns räkeln und die Töne, wenn es geht, in einem kleinen, frohen Liedchen fortsetzen. Dann ist das Zwerchfell, das hier mit Recht als Sitz der Seele angesprochen wird, wieder gelockert und für unsere neuen Unternehmungen gerüstet.
Manchem wird inzwischen beim Lesen dieser Zeilen ein Gähner oder ein großer Atemzug geschehen sein. Dazu sollte sich ein jeder immer gratulieren.

Ein Fall von Behinderung des Aufatmens: Ein 34jähriger kaufmännischer Angestellter hat mich wegen einer Reihe von nervös bedingten Störungen aufgesucht. Er klagt über Schmerzen in der Magengegend und Herzstiche. Fachärztliche Untersuchungen haben keine organischen Ursachen für diese Beschwerden ergeben. Er spricht mit fließender, leiser Stimme und gibt bereitwillig auf alle Fragen Auskunft. Nachdem er seinen Bericht beendet hat, fordere ich ihn auf, sich bequem an die Stuhllehne zurückzulehnen. Er tut es zögernd. Dann frage ich ihn, bis zu welchem Alter er sich so richtig gesund gefühlt hat. Er lehnt sich zurück und denkt eine Weile nach. Da plötzlich geschieht

ihm ein Aufatmen. Wie er es bemerkt, versucht er es verschämt zu unterdrücken. Ich sage ihm: »Guten Morgen! Das war aber ein schöner Atemzug! Den führen Sie sich mal richtig zu Gemüte!«
Der Patient errötet ein wenig. Wir haben Glück. Denn es schließt sich sogleich ein zweites Aufatmen an.
Und diesmal läßt der Patient den Atemzug durch. Er muß lachen. Jetzt bitte ich ihn, mir die Stellen zu zeigen, an denen er ständig seine Schmerzen hat. Er tastet an seinem Oberbauch und am Brustkorb herum und lacht wieder: »Sie sind weg!« sagt er verblüfft.
»Das ist die Heilkraft Ihres Atems«, erkläre ich ihm. »Diese Erfahrung hat Ihnen einen Weg gewiesen. Das Aufatmen wirkt im allgemeinen befreiend, zieht eine Art Schlußstrich unter das Vergangene und schenkt uns einen neuen Anfang. Ganz ohne unser Zutun tritt in uns als ein Geschenk unserer Natur ein mächtiger Sog in Erscheinung, der sich im Aufatmen holt, was er braucht. Bis in alle noch so versteckten Winkel und Fältchen unseres Leibes scheint unsere Natur sich mit frischem Atem auffüllen zu wollen. Das ist wohltuend und stärkend, beruhigend und erweckend zugleich. Während wir die Ausatmung sonst zu allerlei Tätigkeiten benutzen, wie beispielsweise zum Sprechen oder zum Singen, sollten wir der Ausatmung, die dieser besonders tiefen Einatmung folgt, nichts in den Weg legen. Wenn uns die Fülle eines reichen Atemzuges geschenkt worden ist, lassen wir die anschließende Ausatmung ungehindert fließen. Dabei werden auch krankhafte Spannungen abgebaut und Schadstoffe ausgeschieden. Ausatmung geht mit Abspannung einher, die am Ende in Lockerheit übergeht.«
»Das hört sich einfach an«, erwidert der Patient skeptisch.
»Versuchen Sie es ein paar Tage! Dann kommen Sie wieder!«

Eine Woche später hatten wir ein ausführliches Telefongespräch. Er berichtete, daß der Atem seinen Alltag verändert habe. Er hätte nichts anderes gemacht als konsequent öfters an seinen Atem gedacht und seine Aufatmer behütet. Das heißt, er habe bei einem großen Atemzug jede Behinderung sowohl der Ein- als auch der Ausatmung vermieden. Das habe sein Selbstbewußtsein verändert. Er sitze anders, halte sich aufrechter und habe keine Schmerzen mehr.
Die Nachuntersuchung nach einem Vierteljahr hat diese Beschreibung bestätigt. Die Beschwerden blieben verschwunden, weil dieser Mann sein Leben geändert hatte. Er hatte die Heilkraft seines Atems erfolgreich für sich in Anspruch genommen.

Einatmungsstörungen sind typische Atmungsfehler. Ihnen liegt bei vielen Menschen die Haltung zugrunde, daß sie sich ihres mächtigen Impulses zur Einatmung schämen. Niemand soll merken, daß sich ihre Natur hier gebieterisch meldet. Sie schieben willkürlich einen kleinen Atemzug ein und würgen damit ihr Aufatmen-Dürfen ab. Nicht allein das tiefe Einatmen, sondern auch das damit einhergehende Weitwerden ihres Brustkorbs, das nicht selten von Dehnen, Strecken, Recken und Räkeln begleitet wird, all das ist ihnen peinlich. Sie verhalten sich, als seien sie verpflichtet, unauffällig und bescheiden zu bleiben und keinem anderen die Luft wegzuatmen.
Helmuth Schöck, der Ordinarius für Soziologie an der Universität Mainz, hat uns gezeigt, daß oft die Angst vor dem Neid der anderen die Ursache dafür ist, daß jemand übermäßig unauffällig und bescheiden in seinem Alltag auftritt, obgleich er keine positive Bilanz in seiner Gefühlswelt hervorbringen kann, wenn er sein Licht unter den Scheffel stellt.

Der Fall Birgit: Die zwölfjährige Birgit wird mir vorgestellt, weil ihre Schulleistungen plötzlich nachgelassen haben. Sie wirkt verschüchtert und hat eine kleine Atmung. Sie trägt die Schultern ein wenig nach vorn gezogen, als wolle sie dadurch das beginnende Wachstum ihrer Brüste verdecken. Sie klagt über dauernde Müdigkeit und häufiges Abgeschlagensein. Sie geht nicht mehr gern zur Schule und versteht sich mit ihren Mitschülerinnen seit einiger Zeit nicht besonders. Sie ist in die Rolle eines Einzelgängers geraten, obgleich sie das selbst ganz scheußlich findet. Mir fällt auf, daß sie jeden tieferen Atemzug sofort unterdrückt.
Auf meinem Schreibtisch steht eine kleine Kerze. Ich bitte Birgit, die Kerze anzuzünden und gebe ihr Streichhölzer. Das tut sie gern und ohne Zögern. Dann gebe ich ihr ein großes leeres Einmachglas und lasse es von ihr ganz langsam umgestülpt über die Kerze setzen. Nun können wir gemeinsam beobachten, wie die Flamme schnell kleiner wird und zu erlöschen droht. Wir verhindern es im letzten Moment dadurch, daß wir das Glas wieder höher heben. Birgit schaut diesem Vorgang interessiert zu und wiederholt ihn ein paarmal. Sie bangt offensichtlich um die Flamme. Und da geschieht es. Gerade noch rechtzeitig hat sie das Glas wieder hochheben können. Die Flamme erholt sich sofort. Birgit atmet auf. Und ich tue das, was ich in solchen Augenblicken regelmäßig tue. Ich begrüße diesen Atemzug ausdrücklich. Ich sage: »Birgit atmet wieder! Unsere Birgit atmet wieder! Guten Morgen, Fräulein Birgit! Was bin ich froh, daß du dich geheilt hast. Du atmest ja wieder!« Birgit ist beim Aufleben der Flamme und ihrem Aufatmen im eigenen Innern ein Licht aufgegangen über die Ähnlichkeit beider Vorgänge. Ich strecke ihr meine Hände hin. Sie schlägt ein, und wir gehen ein bißchen in meinem Sprechzimmer herum. Dann sitzt sie

wieder vor mir mit großen Augen. Und schon wieder geht ein Aufatmen ungehindert durch. Man braucht bei der Atemtherapie und erst recht bei Kindern nicht viele Worte. »Die Heilkraft deines Atems wird dein Leben, dein Lernen und deine Freundschaften wieder in Ordnung bringen«, sage ich zu ihr. »Nun kannst du die Kerze mit deiner neugewonnenen Kraft wieder ausblasen. Und dann vergiß nicht! Unsere Birgit braucht dich, braucht deinen Beistand und deine Hilfe.«

Was hat sich in Birgit abgespielt, was hat in ihr die Wandlung ausgelöst? Sie hat bei dem mehrfach wiederholten Spiel mit der brennenden Kerze allmählich begriffen, und das geht bei Kindern auf ihre Weise oft viel rascher als bei Erwachsenen, daß die Kerze erlischt, wenn man ihr die Luft absperrt. Die Flamme braucht Sauerstoff, braucht frische Luft für ihren Verbrennungsprozeß. Man kann auf diesem Wege die Flamme pflegen oder drosseln. Birgit hat schließlich noch ein weiteres verstanden. Ihr ist plötzlich wie gesagt »ein Licht aufgegangen«, daß nämlich sie selbst mit dieser Kerze gemeint sein könnte. Sie wird von den Eltern zu einem Arzt gebracht, weil sie nicht mehr kann, weil sie nicht mehr mitkommt, weil sie auf einmal mit ihren Kräften und mit ihrer Lebenslust am Ende ist. Da gelingt es ihr, die fast erlöschende Kerzenflamme im letzten Augenblick zu retten. Wie natürlich erscheint uns jetzt ihr Aufatmen bei diesem Erlebnis. Aber es kam unwillkürlich und unbewußt. Mein Beistand erfolgte durch das Bewußtmachen dieser spontanen, tiefen Einatmung und durch ihre feierliche Begrüßung als Heilbringer für Birgit. Jetzt konnte sie sich diesen Zusammenhang vollends bewußt machen. Nicht nur die Kerze braucht Luft. Birgits erlöschende Lebensflamme kann gleichfalls gerettet werden. Sie muß nur die selbst bewirkte Absperrung aufheben und ihre große Atmung wieder zulassen. Ihr Atem gehört ihr allein.

Er durchweht ihren ganzen Leib und erfüllt sie, so wie sie ist: zwölfjährig, weiblich, ein Mensch mit Licht und Schatten. Ein wenig von diesem allem traf in ihr zusammen und löste in ihr jenen Glockenklang aus, den man auch meint, wenn man sagt: »Der Groschen ist gefallen!« Fest steht jedenfalls, daß die Heilkraft ihres Atems ihre Augen wieder zum Leuchten brachte. Hier war ein neuer Grundstein dafür gelegt, das Verhältnis dieses Mädchens zu ihrem eigenen Leibe zu verbessern und freundschaftlicher zu gestalten. Es dauerte nur wenige Behandlungsstunden, bis sie sich selbst mit ihren Begabungen und Schwächen, mit ihrem Alter und ihrem Geschlecht wieder bejahen konnte. Sie verlegte der Einatmung nicht mehr den Weg. Damit gewann sie zusehends an Selbstvertrauen, so daß sie sich bei ihren Altersgenossinnen wieder durchsetzen konnte. Dadurch gewann sie rasch an Ansehen und Kontakten.

Funktionelle Ausatemstörungen sind dadurch gekennzeichnet, daß Menschen die Ausatmung vor allem auch nach einem tiefen, aufatmenden Atemzug nicht frei, sondern verhalten ausströmen lassen. Manchmal benützen sie sogar die große zum Aufatmen gehörende Ausatmung beispielsweise einfach zum Sprechen. Andere lassen die Ausatmung nicht ganz ausströmen oder »wegsickern«, sondern halten oft beträchtliche »Reste« zurück.
In solchen Fällen schränken tiefsitzende geheime Ängste das Vertrauen ein, das notwendig ist, um sich »leere Hände«, »leere Lungen«, also einen Zustand zuversichtlicher Armut zu gestatten. Dieser Zustand ist vermutlich in der Bibel mit dem Begriff »Jungfräulichkeit« gemeint, was offenbar »Unvoreingenommenheit« bedeutet.

Bronchialasthma gehört als Extremfall zu den Störungen des Ausatmens. Durch Verkrampfungen der Atemwege oder durch Schwellungen der Bronchialschleimhäute wird die Ausatmung behindert. Die Lungenbläschen sind dabei mit verbrauchter Atemluft prall gefüllt, so daß der Betroffene unter großer Atemnot leidet. Weil seine Lungen mit verbrauchter Luft voll sind, kann er keine frische Luft mehr hereinbekommen, obgleich er sich mächtig anstrengt, immer noch mehr einzuatmen.
Das *Asthma bronchiale* ist eine *Ausatemstörung*, obgleich jeder Betroffene meint, er könne nicht genug einatmen. Es ist einleuchtend, daß Asthmatiker mit der Zeit eine Überdehnung ihrer Lungen erleiden. Dabei kommt es zum Schwund von Lungengewebe. Die Durchblutung dieser Organe wird dann noch mehr behindert, und der Gasstoffwechsel wird dadurch weiter eingeschränkt. Von der als *Emphysem* bezeichneten Überdehnung der Lungen sind nicht nur die Asthmatiker, sondern alle diejenigen bedroht, die bei der Ausatmung »zurückhaltend« sind. Das Asthma bronchiale verläuft anfallweise. Die Kranken weisen zumeist schon vor dem ersten Anfall funktionelle Behinderungen ihrer Atmung auf, die in erster Linie die Ausatmung betreffen. Die Atemwege sind dementsprechend durch Stauungen gekennzeichnet. Die Schleimhäute neigen zu chronischen Schwellungen. Sie sind gereizt, überempfindlich und stärker verschleimt. Dadurch wird nicht selten die Nasenatmung erschwert. Es kommt zur Mundatmung, die ihrerseits den Zustand der Bronchialschleimhaut weiter verschlechtert, weil der Mund die Aufgaben der Nase in bezug auf Reinigung, Erwärmung und Befeuchtung der Atemluft nur in kleinem Umfang übernehmen kann.
Vor allem fällt die wichtige Funktion des Schnupperns weg. Das »Witterung-Nehmen« mit der Einatmung durch

die Nase ist von größter Bedeutung für eine gesunde Atmung. Es regt vor allem die Abspannung in den Bronchien, die Lockerheit des Zwerchfells und die Tätigkeit der Bauch- und Beckenmuskulatur an.
Der Bronchialasthmatiker ist durch seine Fehlatmung störungsanfälliger. Er ist charakterlich zumeist zu gutmütig und zu bereit, anderen gefällig zu sein, anderen etwas abzugeben. Er ist irgendwo nachgiebiger, als dies seiner eigentlichen Natur entspricht. Es sieht so aus, als ob er diese Schwäche bei seiner eigenen Atmung, also am falschen Platz durch vermehrtes Zurückhalten auszugleichen sucht. Offensichtlich übernimmt er sich dabei, so daß ihm schließlich »die Puste ausgeht«.
Schon 1953 konnte der Kliniker Doust feststellen, daß seelische Erregungen den Sauerstoffgehalt im Blut bei Asthmatikern senken und daß dadurch der Asthmaanfall ausgelöst wird: Die Bronchien verengen sich infolge Verkrampfung ihrer Muskulatur. Gleichzeitig verstärkt sich die Spannung im Zwerchfell und in der gesamten Atemmuskulatur. Dadurch tritt das Zwerchfell tiefer. Seine Bewegungsausschläge werden immer kleiner. Der Brustraum wird weiter und weiter gestellt. Die Lungen sind randvoll mit verbrauchter Atemluft gefüllt, die nicht entleert, nicht ausgeatmet werden kann. Man könnte hier dem Irrtum erliegen, daß dieser Zustand ausweglos und ohne äußere Hilfe tödlich ist. Dem ist jedoch nicht so. Wie bei allen Anfallskrankheiten geht auch dieser qualvolle, mit Todesangst und Erstickungsgefühlen gepaarte Notzustand in aller Regel von selbst wieder vorüber. Trotz aller wie in einem Teufelskreis sich gegenseitig verstärkenden Erschwerungen der Atmung führen die Weitstellung des Brustraumes und die Erweiterung der etwa fünfhundertmillionen Lungenbläschen im Anfall zu der erforderlichen Sauerstofferhöhung im Blut, so daß der Alarm, der durch

einen solchen Asthmaanfall ausgelöst wird, vom Zwischenhirn über das Atemzentrum, wieder »abgeblasen« werden kann. Die Bronchialverkrampfung löst sich. Der Schleim kann abgehustet werden. Das Zwerchfell kann wieder steigen. Die Rippen und die Schultern sinken wieder herab. Die Angst schwindet und macht einem Erschöpfungszustand Platz. Der Anfall ist vorbei.

Proben auf Freizügigkeit der Ausatmung sind eine beachtenswerte Untersuchung. Bevor auf einige atemtherapeutische Behandlungsbeispiele von Asthma bronchiale eingegangen wird, soll daher zunächst die im Zusammenhang mit den Ausatemstörungen häufig gestellte Frage beantwortet werden: Gibt es eine Möglichkeit, um die Freizügigkeit der Ausatmung bei sich selbst zu überprüfen? Diese Frage ist zu bejahen. Die Ausatmung ist nervlich unbehindert, wenn sich die Lungen ungestört zusammenziehen können. Wie später noch ausführlicher erörtert werden wird, wird dieser Abspannung durch die Stimme beim Singen und durch die Sprache beim Sprechen Widerstand entgegengesetzt. Dennoch ist das Ende der Ausatmung gesunderweise immer durch vollendete Abspannung der Lunge charakterisiert. Praktisch heißt das, daß nach jedem Laut, nach jedem Summen und Brummen noch etwas Atemluft »ohne alles« nachströmt. Die Ausatmung endet nicht mit dem Ton, sondern reicht über ihn hinaus. Erst dann kann die spontane Umkehr in der Atempause erlebt werden. Die elastischen Lungengewebe, die infolge der Einatmung gedehnt waren, haben sich erst dann wieder ganz zusammengezogen. Die nun folgende Ruhe in diesem Gewebe entspricht der Atempause, die der Ausatmung folgt.
Mit der Zusammenziehung der Lungen sind – gleichfalls als Abspannung – das Steigen der Zwerchfellkuppel und

das Absinken von Brustbein und Rippen und damit des ganzen Brustkorbs gekoppelt. Das Ende einer nervlich unbehinderten Ausatmung ist daran zu erkennen, daß Brustbein und Rippen nicht festgehalten sind, sondern locker, der Schwerkraft folgend, herabhängen, und daß die Bauchdecken eines bequem aufrecht stehenden Menschen vor allem im unteren Drittel zwischen Schambein und Bauchnabel sogar noch leicht nach vorn gewölbt sind. In der Lockerheit der folgenden Pause ruht alles, was vorher im Leibe angespannt gewesen sein mag, seiner Schwere gemäß in seiner Ruhelage. Es ist gleichsam so, als ob man unter Wasser einen kleinen Stein vom Boden abgehoben hat und ihn wieder losläßt. Ohne zu platschen, plumpst der Stein wieder auf den Grund. Zwanglos der Schwerkraft folgend, liegt auch der untere Pol der Baucheingeweide auf dem Grund unseres Beckens. Auf jeden Fall ist ein Bauch mit gesunden Eingeweiden dann oberhalb des Nabels nicht stärker vorgewölbt als unterhalb des Nabels. Die alten Inder beschrieben das Gefälle der Bauchdecken, indem sie sagten, der Bauchnabel schaue nicht nach unten, sondern nach oben.
Bei dieser Kontrolle ist das Erlebnis der nächsten Einatmung entscheidend. Hat man am Ende der Ausatmung das geräuschlose »Plumps« im Leibe wahrgenommen, dann wartet man in diesem Zustand der Lockerheit ab, bis sich der nächste Einatemimpuls meldet und achtet darauf, *wo* das geschieht. Ist das ebenso wie in der Nase auch unterhalb des Bauchnabels, und zwar rund um den Rumpf herum der Fall, dann liegt keine Störung bei der Freizügigkeit der Ausatmung vor. Dann wirkt sich die blitzartige Anspannung des Zwerchfells auf die Bauchorgane und die Bauchdecken so aus, daß die von dem Tiefertreten des Zwerchfells im Bauchraum ausgelöste Druckwelle die Vorwölbung des Unterbauchs verstärkt. Sind die Ein-

geweide dagegen im Zusammenhang mit einer behinderten Ausatmung verspannt, tritt dieser Effekt nicht ein. Dann ist in der Regel der Unterleib stärker eingezogen. Die Eingeweide sind im Innern angehoben. Sie zerren mit ihren unnötig verkürzten Aufhängungen an den Lendenwirbeln und verursachen dort oft Kreuzschmerzen. Im verspannten Darm wird Gärung und Gasbildung gefördert. Der Oberbauch ist dann durch den aufgetriebenen Dickdarm stärker vorgewölbt. Der Nabel »sieht« nach unten. Außerdem wird das Herz nach oben gedrängt. Es gibt Unregelmäßigkeiten in der Herzaktion und Beklemmungsgefühle.

Hier wird man vielleicht einwenden, wie es überhaupt möglich sei, daß sich Einatmungsimpulse im Unterleib und im unteren Rücken melden. Schließlich sei doch die Lunge das Atmungsorgan. Und die Lunge habe ihren Sitz im Brustkorb und nicht im Bauch. Außerdem merke man das Atemgeschehen nicht einmal in der Lunge, sondern höchstens in der Nase.

Die Antwort: daß sich der Einatemimpuls unten im Rumpf, also im Unterbauch und im unteren Kreuz bemerkbar macht, liegt an der Druckwelle, die sich vom bauchwärts herabfedernden Zwerchfell über die Baucheingeweide ausbreitet.

Es gibt allerdings viele Menschen, die ihr Bewußtsein und ihre Wahrnehmungsfähigkeit für solche leiblichen Vorgänge noch nicht ausreichend geweckt haben. Sie merken womöglich von ihrer Atmung nur dann etwas, wenn ihre Nase verstopft ist. Auch mit anderen Organen geht es uns oft so, daß wir sie erst bemerken, wenn sie erkranken. Denn dann schmerzen sie, oder sie versagen uns ihren Dienst. Bis dahin haben wir von ihrer Existenz in unserem Körper höchstens theoretisch etwas gewußt.

Will man sich die Heilkraft des Atems zunutze machen, dann muß man sein Verhältnis zum eigenen Leibe inniger gestalten, seine Wahrnehmungsfähigkeit für den Zustand und die Arbeit der eigenen Organe, die ja nicht irgend jemand sind, sondern man selbst, wecken und üben. Dann wird uns beispielsweise auffallen, daß sich unser Lufthunger nicht auf den Füllungszustand unserer Lunge bezieht, wie wir gerade am Beispiel des Asthmaanfalls gesehen haben, sondern auf den Sauerstoffbedarf in unseren Körperzellen.

Die Atmung »sitzt« im ganzen Körper. Unsere Empfindungen, Gefühle und Vorstellungen, die unser Atemgeschehen begleiten, sitzen nicht etwa in der Nase, sondern sind über den ganzen Körper verteilt und haben ihre Schwerpunkte ganz woanders.

Als ich kürzlich recht hungrig an einem Restaurant vorbeikam, stieg mir angenehmer Duft von Speisen in die Nase. Dennoch wäre mir nie die Idee gekommen, diese Geruchsempfindung und dieses mich lebhaft ergreifende und anregende Erlebnis in meiner Nase zu lokalisieren. Es schien seinen Sitz vielmehr in meinem Bauch zu haben, wo sich alles mögliche in Bewegung setzte. Auch der Mundraum war mit ergriffen. Das Wasser lief mir im Munde zusammen. Ich mußte schlucken und merkte, was ich für einen Appetit bekam.
Unsere Empfindungen und Gefühle müssen, wie man sieht, nicht mit Sinneswahrnehmungen übereinstimmen und nicht an anatomische Strukturen gebunden bleiben. Denn unsere Sinne sind nur Pförtner und Pforten zur Außenwelt. Unsere Empfindungen und Gefühle können auch unseren inneren Stoffwechselprozessen und den Erregungsabläufen unserer Nerven entstammen.

Will man mit Hilfe der Heilkraft des Atems Krankheiten vorbeugen, den Organismus kräftigen und das innere Gleichgewicht fördern, dann ist es ratsam, von der Grundlage der bis hierher übermittelten Kenntnisse, von der Anatomie der Atemorgane und vom Ablauf der äußeren und inneren Atmung ausgehend, unsere Empfindungen, Gefühle und Vorstellungen zu beachten, die sich mit der Atmung und ihren Phasen verknüpfen.
Bei der Ausatmung beispielsweise wird aus allen Zellen Kohlensäure ausgeschieden. Von überall her, aus allen Organen und Körpergegenden bahnt sich die Kohlensäure ihren Weg zur Oberfläche. Schließlich tritt sie in der halben Milliarde von Lungenbläschen – die auch wir selbst sind! – zutage. Vergleichen wir diesen Vorgang einmal mit dem Zutagetreten des Wassers auf der Erde in Form von Quellen. Dann sehen wir, wie das Wasser an unzähligen Stellen aus der Erde hervorbricht, sich zu kleinen Rinnsalen, dann zu Bächen und Flüssen vereint und schließlich in mächtigem Strom dem Meere zufließt.

Das Ausströmen der mit Kohlensäure beladenen Ausatemluft geschieht in entsprechender Weise aus den Lungenbläschen durch die Bronchiolen, die sich zu den Bronchien und schließlich zur Luftröhre vereinen. Von hier aus mündet der Ausatemstrom in das uns umgebende Luftmeer, in die Lufthülle unserer Erde.
Während dieses Ausatmungsvorganges entleeren sich unsere Lungenbläschen. Ihre elastisch gedehnten Wände ziehen sich wieder in sich zusammen. Das Zwerchfell steigt in die Höhe. Die Rippen sinken der Schwere nach ebenso wie die Schultern und alle damit zusammengehörenden Gewebe nach abwärts. Der Innenraum der Brust verkleinert sich in dem Maße, wie sich seine Wandungen abspannen. Ist die Abspannung erfolgt, ist dadurch die

Pause zur nächsten Einatmung entstanden. Die Pause ist Lockerheit, Zuversicht und Geduld.
Das Einsetzen der neuen Einatmung ist erstaunlicherweise keine Umkehrung des geschilderten Vorganges. In unserem Beispiel heißt das, daß die Flüsse und Bäche ihre Richtung nicht umkehren und nicht plötzlich bergauf zu ihren Quellen zurückfließen. Die Einatmung ist ein völlig andersartiges Geschehen. Sie geht mit anderen Gefühlen und Vorstellungen vor sich.
Der Impuls zur Einatmung entsteht unwillkürlich. Wenn wir ihn bewußt erleben, bemerken wir ihn, wie gesagt, zwischen Bauchnabel und Schambein und seitlich im unteren Kreuz.
Der Sog verläuft von der Steißbeinspitze aufwärts und füllt den ganzen Organismus anscheinend von unten nach oben mit frischem Sauerstoff aus der neuen Einatmung, die blitzschnell erfolgen kann. Dabei wird nicht etwa Luft rasch und geräuschvoll eingesogen. Der Vorgang erfolgt im Gegenteil geräuschlos und unwillkürlich.
Wenn wir einen Topf mit Wasser füllen, können wir einen ähnlichen Vorgang beoachten. Wir halten den Topf unter den Wasserhahn, öffnen ihn und lassen das Wasser in den Topf fließen. Dann fließt das Wasser von oben nach unten in den Topf ein. Aber es füllt den Topf von unten nach oben, so daß zuerst sein Boden mit Wasser bedeckt ist und er erst am Ende des Vorgangs, wenn das Wasser allmählich bis zum Topfrand angestiegen ist, überfließt. Hat der Topf eine elastische Wand, so wird er gleichzeitig durch das immer höher steigende Wasser etwas geweitet.
Man sieht auch manchmal in Aquarien Zuleitungen für eine Belüftung des Wassers. Dann steht im Wasser ein Rohr, das unten dicht über dem Boden des Aquariums offen endet, in das oben mit einem Schlauch sauerstoffhaltiges Gas eingeführt wird. Das Gas tritt unten aus dem

Rohre aus und perlt im Aquarium nach oben und versorgt so das Wasser und seine Bewohner mit frischem Sauerstoff. Ein drittes Beispiel zeigt uns, wie jemand unter Wasser einen Schwamm ausdrückt und ihn dann einfach losläßt. Dabei kann man beobachten, daß der leergedrückte Schwamm in dem Augenblick, in dem er losgelassen wird, bereits wieder durch und durch voll Wasser ist. Es gelingt nicht, den unter Wasser leergedrückten Schwamm, unmittelbar nachdem man ihn losgelassen hat, leer aus dem Wasser zu schleudern.
Er hat sich bereits wieder ganz voll Wasser gesogen. Und so geht es auch mit einer rechten Einatmung, die, wie die Wiener Atemforscher Coblenzer und Muhar nachweisen konnten, nur den Bruchteil einer Sekunde benötigt.

Die Einatmung steigt von unten aufwärts. Das Erlebnis der Einatmung bezieht sich auf die Wahrnehmung der Sauerstoffwolke, die den ganzen Organismus durchweht. Die Lunge ist dafür, ähnlich wie die Nase, nur eine Eintrittspforte, die bei diesem Vorgang selbst nicht wahrgenommen wird. Der Einatemimpuls »sitzt« folglich in der Tiefe, in der repräsentativen Mitte des Leibes.
Und kaum beginnt die Einatmung, so wird der ganze Organismus von der Sauerstoffwolke durchweht, die zwar von oben her einfließt, die aber den ganzen Organismus von unten her aufsteigend erfüllt mit neuer Lebenskraft und neuem Lebensmut.
Um sich das, was bei der Einatmung vor sich geht, besser vorstellen zu können, mögen die angeführten Beispiele hilfreich sein: Dem einen mag die Vorstellung dienen von der Luftzuleitung im Aquarium, einem anderen das Bild von dem Topf, den wir unter dem Wasserhahn mit Wasser füllen, einem dritten schließlich das Gleichnis vom Schwamm, den wir unter Wasser ausgedrückt und dann einfach losgelassen haben.

Die Einatmung geschieht uns in dem Maß, wie unser Leib sie benötigt. Sie geschieht uns, wie wir sie brauchen. Maßgebend ist die Bedrängnis, ist der aus dem Grad unseres In-Anspruch-Genommenseins erwachsene Lufthunger. Die Einatmung steigt von unten nach oben. Daher kommt es, daß sie etwas mit Aufrichten und Strecken zu tun hat. Sie verleiht dem Organismus eine auf Körperlänge bezogene Fülle. Dem Sitzenden oder Stehenden verleiht sie Höhe als ein Aufrechtsein. Die Ausatmung hingegen macht schlank. Alle Organprovinzen spannen sich ab in Richtung auf die Mitte, auf die Längsachse des Körpers. Achtet man auf seinen Atem, ohne in das Atemgeschehen einzugreifen, so ergibt sich für die eigene Vorstellung ein Gezeitenwechsel mit den Inhalten: Schlank – Warten – – – Lang – Schlank – Warten usw. Das ist gleich dem Aus – Warten – – – Ein – Aus – Warten usw. Mit diesen Vorstellungen ausgerüstet, kehren wir zum Asthma bronchiale als zu der schwersten Funktionsstörung der äußeren Atmung zurück, um an einigen Beispielen zu sehen, wie sich sogar hier im Bereich gestörter Atmung die Heilkraft des Atems als hilfreich erwiesen hat.

Bekanntlich läßt sich ein Asthmaanfall lindern, abkürzen oder sogar unterbrechen mit Hilfe von Medikamenten, die eingenommen, eingespritzt oder inhaliert werden, mit Hilfe von Akupunktur oder mit Hilfe von Neuraltherapie, das sind Nervenpunktmassagen oder Einspritzungen an Nervenpunkten. Ganz ausgezeichnet bewährt hat sich auch die zur Psychotherapie gehörende Hypnose, mit der oft auch schwerste Asthmaanfälle schnell und schonend behoben werden können. Auch die Chirotherapie kann beim Vorliegen blockierter Bewegungssegmente der Wirbelsäule oder blockierter Rippen-, Schulter- oder Schlüsselbeingelenke Hervorragendes bei der Durchbrechung eines bestehenden Asthmaanfalles leisten. Hierbei ist jedoch zu beachten, daß zwischen der Ersten Hilfe, einen einzelnen Anfall zu beheben oder abzukürzen, und einer Besserung der Asthmakrankheit ein gewaltiger Unterschied besteht.

Ein Anfall ist nicht dasselbe wie Krankheit. Für die Asthmakrankheit hat die Beseitigung eines oder auch mehrerer Asthmaanfälle wenig zu bedeuten. Erst die Heilung der Grundstörung gibt die Gewähr dafür, daß keine neuen Anfälle mehr auftreten.
Als ich vor über fünfundzwanzig Jahren in der II. Medizinischen Universitätsklinik Hamburg die Leitung der psychotherapeutischen Abteilung übernahm, gehörte zu ihr eine Station für Bronchialasthma-Kranke. Damals habe ich mit Erstaunen feststellen können, daß sich die oft schwer asthmatischen Zustände der frisch aufgenommenen Patienten allein dadurch schlagartig besserten, daß sie in eine Gemeinschaft von Menschen aufgenommen wurden, die alle gleichermaßen keuchten und eine giemende und mit Pfeif- und Knistergeräuschen einhergehende Asthmafehlatmung darboten. Die in Mehrbettzimmern untergebrachten Patienten waren insoweit besser dran als die Einbettzimmerbewohner. Bestand die Notwendigkeit zum sofortigen Eingreifen, haben sich die anhand der folgenden Beispiele geschilderten Atemanwendungen als wirksam erwiesen:

Ein Fall von Erster Hilfe: Ein etwa fünfzigjähriger verheirateter Buchhalter wurde nachts gegen vier Uhr mit einem schweren Asthmaanfall aufgenommen. Er bot das typische Bild größter Atemnot. Die Schultern waren hochgezogen, die Halsmuskulatur angespannt. Seine Augen waren angstvoll geweitet. Er hatte bläulich verfärbte Lippen und konnte sich kaum aufrechthalten. Andererseits konnte er auch nicht liegen, sondern versuchte ständig, sich aufzusetzen. Dabei stützte er sich mit den Händen nach hinten auf und schob dabei seine Schulter möglichst hoch und nach vorn.

Ich veranlaßte *die typische Bauchlagerung* des Patienten auf der flachen Behandlungsliege. Unter Brust und Bauch erhöhten wir die Unterlage durch eine viermal zusammengelegte Wolldecke. Die Schultern lagen dicht oberhalb vom Oberrand der Liege, so daß der Kopf beziehungsweise das Gesicht keine Unterlage mehr hatte. Am Kopfende nahm der Krankenpfleger Platz. Er legte seine Hände auf seine Knie, die Handflächen nach oben, so daß der Patient seine Stirn auf die Hände des Pflegers legen konnte. Auf dem Fußboden war ein Gefäß so aufgestellt, daß der Patient dahinein abhusten konnte, ohne seine Lage zu verändern. Ich hatte mir inzwischen im Warteraum von der mitgekommenen Ehefrau die Seife des Kranken aus seinem Waschzeug geben lassen. Dann nahm ich aus meinem Waschbecken das dort liegende Seifenstück mit, setzte mich zu dem Patienten und ließ ihn die Augen schließen.
»Ich habe hier zwei Stück Seife«, sagte ich ihm, »in jeder Hand eins. Riechen Sie mal, ob eines davon Ihre Seife ist!« Dann ließ ich ihm sein eigenes Stück unter die Nase halten. Währenddessen legte ich ihm meine Hände auf seinen Rücken, eine auf den Brustkorb und eine auf die Lendengegend. Er wollte nicht. »Kommen Sie, mein Lieber!« mußte ich ihn ermuntern. »Schnuppern Sie mal!« Und nun fühlte ich unter meinen Händen, daß er schnupperte.

Vom Schnüffeln und Schnuppern und dem, was dabei schon oberflächlich am Körper wahrzunehmen ist, sollte sich jeder selbst überzeugen. Ich kann hier dem Leser, der eine solche Erfahrung noch nicht gemacht hat, nur nahelegen, das nachzuholen. Bitten Sie einen Ihnen nahestehenden Partner, daß er Ihnen erlaubt, Ihre Hände auf seinen Rücken zu legen, eine in Höhe des Brustkorbs und eine in die Lendengegend, während er in Bauchlage die Atembewegung des Schnupperns und Schnüffelns ausführt. Dann werden Sie erleben, daß dieser Vorgang mitten in der Einatmungsbewegung beginnt. Diese wird gebremst und mehrfach zu kleinen Portiönchen abgesetzt. Sie spielt sich sofort viel stärker in der Lendengegend ab als im Brustbereich.

Die zu ihr gehörende Ausatmung geht ungehemmt und wie die schnuppernde Einatmung fast lautlos vonstatten. Die Brust gibt dabei noch deutlich nach.

So konnte ich unter meinen Händen spüren, daß der Kranke meinem Rat folgte. Er schnupperte ein paarmal. Dabei ließ ich die Seifenstücke mehrmals vertauschen.

»Haben Sie Ihre eigene erkannt?« fragte ich ihn. Er konnte noch nicht sprechen, aber er nickte ein wenig mit dem Kopf. Mein damaliger Chef, Professor Arthur Jores, hat übrigens beschrieben, daß Asthmatiker besonders geruchsempfindlich, also auf diesem Gebiet besonders begabt sind.

Das Keuchen hatte aufgehört. Die Atmung ging schon wenige Sekunden später zunehmend entspannter und ruhiger, jedoch flach und oberflächlich. Was war geschehen?

Erstens: Die beschriebene Speziallagerung des Kranken ist ausatmungserleichternd. Sein eigenes Körpergewicht hilft bei der behinderten Ausatmung insofern mit, als es den Brustkorb wie bei der künstlichen Beatmung ein klein wenig zusammendrückt, ferner als es auch den Bauch ein wenig eindrückt und dadurch dem zu weit nach unten zusammengekrampften Zwerchfell entgegenwirkt. Nase und Mund sind unbehindert frei. Der Kopf wird von einem Helfer gestützt.

Zweitens: Das Schnuppern ist als ein Urvorgang in unserem Nervensystem zutiefst verankert. Wenn komplizierte Hochleistungen jüngerer Systeme, wie beispielsweise die Sprache, nicht mehr möglich sind, dann kann das Schnuppern noch ohne weiteres ausgeführt werden. Es ist wesentlich, daß es sich dabei um eine Atemform handelt, die der Funktionsstörung des Bronchialasthmas entgegengesetzt ist. Während beim Bronchialasthma die Ausatmung gebremst und die Einatmung übertrieben und vom Bauchraum immer mehr in den Brustraum verschoben wird, wird die Einatmung beim Schnuppern in einen mehrstufigen und zeitlich ausgedehnten Vorgang umgewandelt. Eine Voraussetzung dafür ist die Lockerheit des Zwerchfells, das beim Schnuppern eine Reihe federnd schnellender Anspannungen ausführt, die vor allem im Bauchraum spürbar sind. Die vom Atemzentrum abgefeuerten Schnupperimpulse bewirken Weitstellung der Bronchien, Lockerbleiben der Brustkorbmuskulatur und die geschilderte Zwerchfelltätigkeit.

Wenn dem Kranken das Schnuppern überhaupt gelingt, bedeutet das, daß sich das Altschema des Schnupperns gegen das Asthma durchsetzt. Dann ist zu hoffen, daß sich dadurch zum einen der Zwerchfellkrampf löst und daß zum anderen die an die Zwerchfelltätigkeit reflektorisch gekoppelten kleinsten Bronchien, die Bronchiolen, wieder weitgestellt werden. Damit wäre, unterstützt durch die Lagerung, der Anfall unterbrochen. Hinzu kommt

drittens: das Auflegen der Hände auf den Rücken. Abgesehen von der Geborgenheit, die durch die beiden mit dem Patienten sich verbündenden Helfer dargeboten wird, hat der Behandler die Möglichkeit, die Ausatmungsbewegung durch ganz leichten Druck in der Gegend der Brustwirbelsäule zu verstärken. Während der Einatmungsphase kann er die ohne Druck in der Lendengegend ruhende Hand ganz leicht nach abwärts bewegen, um die Atmung weiter nach unten in den Bauchraum des Kranken zu »locken«. In diesem Fall hatten wir Erfolg. Aber es war klar, was noch bevorstand. Nach Weitstellung der Bronchien und Lösung des Zwerchfellkrampfes löst sich auch der in großer Menge in den Schleimhäuten der Luftwege angestaute Schleim. Wir brauchen nichts zu tun, als abzuwarten. Die flache und oberflächliche Atmung hält noch einige Minuten an. Und dann kommt wie immer plötzlich das Aufatmen. Dabei gerät der Schleim in Bewegung. Der Patient muß husten. Er bäumt sich auf. Wieder ist es für ihn angenehm, daß der Pfleger ihm den Kopf stützt. Wieder ist es eine Hilfe, daß meine Hände am Rücken und im Lendenbereich mitwirken können. Der Patient hustet in wenigen Hustenstößen, die mit Brechwürgen gekoppelt sind, seine Bronchien vom Schleim frei. Dann schläft er erschöpft mit normaler Atemfunktion ein, so daß wir ihn nur noch in sein Bett bringen und zur Vorsicht in halber Bauchlage mit einem kleinen Kissen unter dem Brustkorb und einem angezogenen Knie weiterschlafen lassen.

Eine Behandlung mit Strecken und Hauchen: Ein andermal wurde nachmittags ein dreiundzwanzigjähriger Mann mit schwerem Asthmaanfall eingeliefert. Er war von Beruf Helfer in Steuersachen. Während der Pfleger die oben beschriebene Bauchlagerung des Kranken vorbereitete, sprach ich den Patienten freundlich, aber energisch an: »Achten Sie bitte auf Ihre Atmung!« Er sah mich ängstlich und fragend an. »Die Ausatmung ist ein warmer Hauch, achten Sie jetzt darauf!«

Hat der Zwerchfellkrampf nämlich erst einmal eingesetzt, dann schließen die Kranken bei der Ausatmung oft den Mund, um ihn paradoxerweise bei der Einatmung wieder zu öffnen. Meine Aufforderung, die Ausatmung als warmen Hauch zu beachten, führte dazu, daß der Patient beim Ausatmen seinen Mund aufmachte. Inzwischen war die Liege hergerichtet. Er wurde auf ihr, wie schon beschrieben, gebettet. Nun legte ich ihm meine Hand so auf seinen Beckengürtel und sein Kreuzbein, daß mein Mittelfinger auf seine Steißbeinspitze einen deutlichen Druck ausübte. Die andere Hand legte ich dem Kranken auf die Scheitelgegend. »Atmen Sie mit der Einatmung meine Hände auseinander! Länger werden! Strecken Sie sich! Strecken! Noch mehr strecken! Lang werden! Und nun kommt die Ausatmung! Das ist warmer Hauch! Mund auf! Warmer Hauch! Ganz schlank werden!« Dabei drücke ich mit beiden Händen seinen Brustkorb von den Flanken her federnd ein wenig zusammen. »Immer noch hauchen, schlank werden und Pause! Abwarten!« Nun lege ich ihm meine Hände wieder wie eben auf den Kopf und auf das Kreuzbein. »Jetzt mit der Einatmung strecken und mich wegdrücken! Mehr! Noch mehr! Die Einatmung ist ein kühler Strahl bis hinunter in das Becken und dort nach oben umwenden gegen meine andere Hand auf Ihrem Kopf. Atmen Sie sie höher! Vom Steiß aus höher schieben! Rekken! In meine Hand! Und nun aushauchen! Schlank werden! Warm aushauchen! Alle Hitze und Verspannung aushauchen! Mehr! Noch mehr! Und wieder abwarten! – Abwarten! – Immer noch abwarten!«
Sowie ich den neuen Einatemimpuls bemerke, rufe ich: »Jetzt strecken! Lang machen! Den kühlen Strahl der Einatmung bis zum Steiß saugen! Von da hoch nach oben strecken! Lang werden!« Dabei drücke ich auf Kopf und Steißbein, als wollte ich ihn in sich zusammenschieben.

Ich gebe ihm dabei jedoch nur soviel Widerstand, daß er ihn mit seiner Körperstreckung in der Einatmung überwinden kann. Nach drei solchen Atemzügen lasse ich ihn frei gewähren und sich von der Anstrengung erholen. »Auch beim Ausruhen auf die Atmung achten!« sage ich nur.
Was war geschehen? In diesem Fall habe ich versucht, auf dem Wege über Bewußtsein und Willkür des Patienten, die physiologischen Atmungsvorgänge gegen die funktionelle Störung wieder durchzusetzen. Wir hatten uns schon vor der Fallbeschreibung vergegenwärtigt, daß die Einatmung den Organismus wie eine Sauerstoffwolke durchweht und von der Steißgegend her aufsteigend mit neuem Leben erfüllt mit der Tendenz, den Körper zu strekken. Die Ausatmung hingegen entspricht dem Abfließen der Schlacken mit der Tendenz, den Körper in allen Zellen zu verjüngen. Interessanterweise hat das Wort verjüngen nicht nur die hier in erster Linie gemeinte Bedeutung des Schlankwerdens, sondern auch des Jüngerwerdens. Außer der Durchsetzung der beiden großen Atembewegungen des Ein und des Aus wurde bei dieser Gelegenheit auch die paradoxe Mundatmung durch die Vorstellung des Hauchens berichtigt. Die Beschreibungen der Wärme dieses Hauches und der Kühle des einströmenden Atems haben es dem Patienten erleichtert, seine natürlichen Atmungsvorgänge, die von der Störung verdeckt waren, wieder zu beachten und den dreiteiligen Atemrhythmus wiederherzustellen.

Inzwischen hat sich der Patient etwas ausgeruht. Die spezielle Lagerung hat ein übriges getan. Für das Erleben des Kranken kommt hinzu, daß er sich jetzt mit seiner Not in einer Spezialklinik aufgehoben weiß und daß Fachleute dabei sind, sich mit ihm und mit seiner Not zu befassen. »Sind Sie eigentlich Ihr bester Freund?« frage ich ihn. Er schüttelt den Kopf. »Dann wird es aber höchste Zeit, daß Sie es werden! Wie ist Ihr Vorname?« »Werner!« sagte er. Und nun beginne ich den nächsten Anlauf. »Aushauchen!«. Wieder drücke ich seine Flanken zusammen: »Warmer Hauch! Aushauchen! Noch mehr! --- Pause! Abwarten! --- Noch länger abwarten! Und jetzt darf sich unser Werner mit der kühlen Einatmung strecken! Aufrichten! Noch mehr! Meine Hände von unten nach oben auseinanderatmen! Guck mal an, wie sich unser Werner freut!« Er muß lachen, hustet, würgt.

Und schon geht der Bronchialschleim in Massen ab. Das Laken ist naßgeschwitzt. Der Schweiß läuft wie in einer Sauna seinen Nacken herunter. Die Atmung geht frei. Der Anfall ist überstanden. »Guck mal an!« sage ich, »der Werner braucht Sie offenbar und taucht wieder auf, wenn Sie sich seiner annehmen!« Er nickt. Wir bringen ihn ins Bett. Er kann jetzt schlafen. Er schläft sofort.

Eine dritte therapeutische Möglichkeit, einen Asthmaanfall zu durchbrechen, sei an einem weiteren Fall skizziert.

Vor einigen Wochen erschien in meiner Praxis ein fünfzehnjähriger Junge in Begleitung beider Eltern. Der Vater ist Landwirt, etwa vierzig Jahre alt; die Mutter ist eine kräftige, vielleicht vier Jahre jüngere Frau. Sie sieht genauso aus, wie der Stadtmensch sich eine Bäuerin vorstellt. Sie hat drei Kinder geboren. Peter, der Patient, ist der Älteste. Außer dem Schulbesuch, zu dem er in die nächstgelegene Stadt fahren muß, hilft er schon selbstverständlich auf dem Hof mit. Jetzt ringt er nach Luft. Er habe erst seit kurzer Zeit Asthmaanfälle. Insgesamt seien bisher vielleicht zehn Anfälle aufgetreten. Aber sie werden von Mal zu Mal schlimmer. Der jetzige Anfall habe eben beim Treppensteigen begonnen.

Ich nehme den Jungen in das Behandlungszimmer, lagere ihn in der beschriebenen Weise auf den Bauch, mit der viermal zusammengelegten Wolldecke unter Bauch und Brust. Ich sitze an der Kopfseite. Seine Stirn liegt auf meinen Knien. Ich bin ein wenig vorgebeugt und streiche mit beiden Händen behutsam in seinem Atemrhythmus seine Flankengegend.

»Brummen Sie ein bißchen, Peter, so wie Kühe brummen können.« Er versucht einen Ton zu singen. »Nicht singen, Peter«, erwidere ich. »Ich mache es Ihnen vor. Wir geben mitten in die lange Ausatmung einen leisen Brummton hinein, etwa so, als ob man mitten in einen fließenden Bach etwas Farbe gibt. Dann ist vor dem Brummen schon Ausatmung, und nach dem Brummton setzt sich die Ausatmung fort.«

Brummen und Vibration sind für diese Behandlungen wichtig. Während Peter das Brummen probiert, schüttele ich ganz behutsam seine Zwerchfellregion. Indessen ist ihm der Brummton vier- bis fünfmal gelungen. »Merken Sie«, sage ich, »so stelle ich mir vor, daß eine Kuh brummen könnte.« Er will seinen Kopf heben und etwas sagen. »Nicht sprechen!« wehre ich ab. »Noch nicht sprechen, Peter. Einfach liegenbleiben! Lassen Sie ein paar Ausatmer ohne Brummen durch, und dann brummen Sie wieder ein bißchen!«

Er willigt ein. Unter meinen Händen kann ich spüren, wie der geweitete Brustkorb nachgibt und wie das Zwerchfell bei den Ausatmungen wieder mehr und mehr zu steigen beginnt. Nachdem er nochmals vier bis fünf Brummtöne gemacht hat, lasse ich ihn auf der Couch weiter hinunterrutschen, so daß jetzt der Kopf in Seitenlage aufliegt. Er schaut mit dem Gesicht zur Wand. Ich setze mich an seine Seite und lege eine Hand an seinen Hinterkopf, die andere

auf seinen Rücken. Bei Peter hatte sich noch nicht viel Schleim gebildet, so daß für das Abhusten diesmal keine besondere Vorsorge getroffen werden mußte. Aber auch hier tritt mit dem Nachlassen der Muskelüberspannung Müdigkeit auf.
Peter schläft mit flacher, oberflächlicher Atmung unter meinen Händen ein. Ich setze dabei die Streichungen und Vibrationen mit meiner Hand in seiner Lendengegend fort. Bronchialschleim wird, nebenbei bemerkt, im allgemeinen in größerer Menge nur abgehustet bei unbehandelten Fällen von Bronchialasthma.
Wer wegen des Asthmas bereits Medikamente einnimmt oder inhaliert, kennt den Vorgang der Verschleimung meist nicht mehr, weil die Asthmamittel dem Auftreten der typischen Asthmaverschleimung entgegenwirken.
Nach wenigen Minuten erwachte Peter wieder. Jetzt kam das Aufatmen, das zum Auftakt für ein paar befreiende Hustenstöße wurde. Dann räkelte, reckte und streckte er sich und sah mich an. Und nun begann mit unserem Gespräch ein Stück dessen, was man als Psychotherapie bezeichnet, also als Krankenbehandlung mit seelischen Mitteln, die in der Verarbeitung seines Verhältnisses zu sich, zu seiner Umgebung, zu seiner Vergangenheit und zu seiner Zukunft bestand.

Psychotherapie ist nicht Gegenstand dieses Berichtes. Doch sei in aller Kürze angedeutet, daß bei Peter das Bronchialasthma aufgetreten war, als er sich mit Zukunftsproblemen konfrontiert sah. Es ging um die Frage, ob er weiter in die Schule gehen, eventuell Landwirtschaft studieren sollte, ob er überhaupt dazu entschlossen war, später den Hof zu übernehmen oder ob er dieses Erbe lieber seinem daran besonders interessierten jüngeren Bruder abtreten und einen anderen Beruf für sich auswählen sollte. Es zeigte sich, daß er dabei seine eigenen Wünsche und Interessen nicht ernsthaft ausphantasiert, sondern von vornherein den Vorstellungen seiner Familie untergeordnet hatte. Im Verhältnis zu seinen Lehrern ergab sich eine ganz ähnliche Konstellation. Auch da fügte er sich schneller, als es nötig wäre, und vor allem, als es seiner Natur entsprach.

Schließlich brachte, im Zusammenhang mit der Tanzstunde, eine Rivalitätssituation, der er sich gleichfalls nicht gewachsen zeigte, das Faß zum Überlaufen. Er hatte sich an einer Bekannten entgegen seinen lebhaften Gefühlen uninteressiert gezeigt, als er das Interesse eines Freundes für sie bemerkte. Zunächst schien die Sache damit erledigt zu sein, aber er fühlte sich zunehmend beunruhigt und durcheinander und – wie er meinte – grundlos in eine Klemme geraten. Da trat das Asthma auf und schien so alle Probleme für ihn zu lösen. Jetzt war er krank, hatte Pflege und Hilfe nötig und brauchte sich nicht mehr um Freundinnen, Berufs- und Zukunftsfragen zu kümmern.

Wenn man solch eine Geschichte gemeinsam mit dem Patienten betrachtet und womöglich durchschaut, dann scheint es so, als liege der Berg unbewältigter Aufgaben nun zur detaillierten Verarbeitung vor uns. Aber das täuscht. In Wirklichkeit geht es inmitten der Fülle von Einzelfragen nur um das eine Kernproblem, Peters Verhältnis zu sich selbst in Ordnung zu bringen. Er muß lernen, zuerst einmal seine Treue zu sich selbst wiederzuentdekken. »Du bist ein Tempel des heiligen Atems!« hat ein chinesischer Weiser der alten Zeit in ähnlicher Situation einmal zu einem Schüler gesagt.

Bei allen drei geschilderten Asthmapatienten steht die eigentliche Arbeit noch aus, nachdem zunächst mittels Erster Hilfe die aktuelle Not und Gefahr überstanden wurde. Nun gilt es, nicht nur einen einzelnen Anfall, sondern die ganze Asthmakrankheit zu beheben. Jetzt kommt es darauf an, die zur Gewohnheit gewordene Fehlatmung durch Erziehung, durch sogenannte Pneopädie, zu überwinden. Eine Reihe einzelner Übungen, die dabei Verwendung finden, werden später im Übungsteil beschrieben, damit auch der Leser davon Gebrauch machen kann.

Eine *Zug-um-Zug-Strategie* ist bei jedem Behandlungsplan erforderlich. Denn in der Praxis kann es bei pneopädischen Anwendungen, aber auch bei Pneotherapie, also bei Krankenbehandlung mittels der Heilkraft des Atems, nicht das Ziel sein, einzelne Übungen aneinanderzureihen. Es kommt vielmehr darauf an, die jeweils in den Vordergrund tretenden Seiten von Störung oder Krankheit zu erkennen und dann mit gezielten Anwendungen zu beantworten. In anderem Zusammenhang habe ich die Zug-um-Zug-Strategie ausführlich beschrieben.*
Jahrelange Fehlatmung bringt in der Regel nicht nur eine einzige Störung, wie das Bronchialasthma, hervor, sondern hinterläßt in allen Systemen unseres Organismus Spuren. Fast immer treffen wir als weitere Folgeerscheinungen auf Haltungsfehler, Störungen im Rhythmus der Bewegungsabläufe, im Spannungszustand der Muskeln, des Bindegewebes, der vegetativen Nerven und der Gelenke. Die Beziehungen im Umgang mit sich selbst sind dann nahezu immer getrübt. Das Auftreten von Stauungen und Entzündungen in allen möglichen Organbereichen ist nur eine Frage der Zeit. Also ist es einleuchtend, daß immer diejenigen Störungen einer gesonderten Behand-

* *Medizinisch-orthopädische Propädeutik für Manuelle Medizin und Chirotherapie,* Verlag für Medizin Dr. Ewald Fischer, Heidelberg, 1975.

lung bedürfen, die im Zeitpunkt der Behandlung aktuelle Bedeutung besitzen.
Gleichzeitig wird der Patient darin unterstützt, sich von Grund auf neu zu erziehen. Er erlernt auf diesem Wege, daß es für ihn das Wichtigste ist, sich freundschaftlich zu begegnen, und daß dafür die Gegenwart der einzige für ihn offene Zugang ist. Sich *jetzt* begrüßen, sich *jetzt* ordnen, sich *jetzt* verzeihen, die eigene Atmung *jetzt* beobachten, *jetzt* dankbar und fröhlich sein: das ist es, was jeder einzelne für sein Leben, für seine Genesung und Gesundheit benötigt. Zu den speziellen Verfahren, die in diesem Zusammenhang zu erwähnen sind, gehören die Eurhythmie nach Rudolf Steiner, die Eutonie von Gerda Alexander sowie die Haltungs- und Bewegungsschulung von Moshé Feldenkrais. Rudolf Steiner, der 1925 in Dornach bei Basel starb, wo er die Hochschule Goetheanum errichtet hatte, ist vor allem durch die Gründung der Deutschen Anthroposophischen Gesellschaft 1913, und durch die Gründung der Waldorf-Schulen 1919 bekannt geworden. Gerda Alexander leitet ihr Ausbildungsinstitut in Kopenhagen persönlich. Das Ausbildungs- und Behandlungsinstitut von Moshé Feldenkrais wird von ihm selbst in Tel Aviv geleitet.

Das *Lungenemphysem* ist ein anderes Krankheitsbild als das Bronchialasthma. Es gehört gleichfalls in das Kapitel der Ausatmungsstörungen und besteht aus einer mit Elastizitätsverlust einhergehenden Dauererweiterung der Lungenbläschen. Es handelt sich um eine Bläh-Lunge, eine Lungenerweiterung, die im Gegensatz zum Bronchialasthma nicht durch Verkrampfung der Atemwege, sondern durch Erschlaffung der elastischen Wände der Lungenbläschen zustande kommt. Auch beim Emphysem sind die Lungen vermehrt mit »verbrauchter« Ausatemluft gefüllt. Hinzu kommt, daß durch die dauernde Erweiterung der Lungenbläschen der Blutkreislauf in den Lungen erschwert und folglich der Gasaustausch zwischen Blut und Atem gemindert wird. Das Ergebnis ist wiederum vermehrter Lufthunger und stetig zunehmende Atemnot. Es liegt auf der Hand, daß ein Emphysem auch die Spätfolge von chronischem Bronchialasthma sein kann.

Ein Fall von Treppenübung: Als Beispiel für eine kurze erfolgreiche Behandlung bei beginnender Bläh-Lunge berichte ich von einem dreiundfünfzigjährigen Kaufmann. Er leidet unter allgemeiner Kurzatmigkeit, die ihn besonders beim Treppensteigen und beim schnellen Gehen stört. Wie auch bei diesem Krankheitsbild üblich, hatte der Patient den Eindruck, daß seine Einatmung nicht mehr funktioniert. Er kam zu mir mit dem Wunsch, Atemübungen zu erlernen, die ihn wieder besser zu Luft kommen lassen. Da das Krankheitsbild des Emphysems sich bei ihm noch in einem Anfangsstadium befand, war bei ihm schon allein durch die Erläuterung der tatsächlichen atemphysiologischen Vorgänge eine leichte Besserung seines Befindens zu erzielen. Er erhielt außerdem folgende Übung aufgetragen: Er soll beim Treppensteigen nach oben, wenn er den linken Fuß auf die erste Stufe einer Treppe setzt, die Gewichtsverlagerung auf den linken Fuß und damit das Erklimmen der ersten Stufe mit der Ausatmung koppeln, die er mit Hilfe eines gesprochenen »pf« hörbar macht. Beim Ende der Ausatmung steht er mit seinem linken Fuß voll auf der untersten Stufe. Es ist erlaubt, sich mit der Hand am Treppengeländer festzuhalten. Dann kommt die Pause mit dem Abwarten auf den neuen Atemimpuls. Mit der neuen Einatmung werden das rechte Knie angehoben und der rechte Fuß auf die zweite Stufe gesetzt. Das Aufsetzen des rechten Fußes auf die zweite Stufe ist mit dem

Buchstaben »p« des nächsten gesprochenen »pf« gekoppelt. Der Konsonant »f« wird während der Ausatmung so lange ausgedehnt, bis die Gewichtsverlagerung auf den rechten Fuß und das Erklimmen der zweiten Stufe abgeschlossen sind. Dann wird der gleiche Vorgang bei jeder weiteren Treppenstufe wiederholt.

Beim Treppenabwärtsgehen betritt der linke Fuß die nächsttiefere Stufe gleichzeitig mit der durch die Konsonanten »pf« hörbar gemachten Ausatmung. Sobald das Körpergewicht mit Hilfe des linken Fußes auf der nächsten Stufe ruht, erfolgt die Pause. Gleichzeitig mit der Einatmung wird der rechte Fuß, der mit seinem vorderen Teil bis dahin noch auf der Ausgangsebene aufliegt, dort abgehoben und in die Richtung seines neuen Standortes auf die darunterliegende zweite Stufe zubewegt. Sobald währenddessen die Beugung des linken Beines und damit die Gewichtsverlagerung zum rechten Fuß hin erfolgt, setzt die Ausatmung auf »pf« ein, bis der neue Stand auf dem rechten Fuß und damit die Atem- und Bewegungspause wieder erreicht ist. Dieser Vorgang wird so lange von Stufe zu Stufe wiederholt, bis der Patient unten angelangt ist. Nach einer Woche ist es meistens schon so weit, daß mit einer Ausatmung drei Stufen nacheinander genommen werden können. Mit einem gesprochenen »pf« steigt der Patient links – rechts – links drei Stufen nacheinander aufwärts. Dann erfolgen, ohne daß die Bewegung des Steigens unterbrochen wird, eine kurze Atempause und mit dem Ersteigen der vierten Stufe die Einatmung. Während das rechte Bein die vierte Stufe ersteigt, schnellt das sich zusammenziehende Zwerchfell aus dem Brustraum bauchwärts, so wie eine entriegelte Falltür nach unten plumpst, und die geräuschlose Einatmung hat sich blitzschnell vollzogen. Mit dem nächsten »pf« werden daraufhin in aller Leichtigkeit die nächsten drei Stufen

links – rechts – links genommen und so fort. Beim Abwärtsgehen ist es entsprechend: Links – rechts – links wird ausgeatmet – Atempause – blitzartige selbsttätige Einatmung, ohne die Luft »zu holen«, bei rechts. Und weiter geht es mit »pf« links, rechts, links und so fort. Allmählich kann die Übung von diesem Vierviertelfakt zu einem Sechssechsteltakt, gleich fünf Schritte ausatmen, einen Schritt einatmen und so weiter, ausgedehnt werden.
Diese Übung half dem Patienten so gut, daß er nicht nur wieder beschwerdefrei Treppen steigen konnte. Sein Leiden verschlechterte sich nicht mehr. Es entstand im Gegenteil der Eindruck, daß es sich zurückbildete.
Ihm war es gelungen, die neue Erkenntnis über den Atemvorgang in andere Lebenssituationen zu übertragen.

Erschwerte Ausatmung als Krankheitsursache: Ein anderes Beispiel betrifft eine funktionelle Behinderung der Ausatmung, bei der es gleichfalls schon zu einer leichten Bläh-Lunge gekommen ist. Der übergewichtige zweiundsechzigjährige Verwaltungsbeamte klagt, daß ihm bei jeder Tätigkeit, die er beginnt, so schnell die Luft wegbleibt, daß er gar nichts mehr leisten könne. Bei jeder kleinen Anstrengung bekommt er einen roten Kopf. Während er mir seine Beschwerden vorträgt, hat er die Schultern hochgezogen und den Brustkorb aufgepumpt. Das Gesicht ist von Falten zerfurcht. Nach jedem halben Satz, den er sagt, schnappt er hastig nach Luft, so als habe er Angst, nicht genügend davon zu bekommen. Mir fällt außerdem auf, daß der Patient oft die Luft anhält. Ich kann es hören, wenn er seine Ausatmung stoppt. Dann entsteht ein Knacken in seinem Hals. Dieses Geräusch hatte ich schon gehört, als er sich den Mantel auszog, ihn an die Garderobe hängte und als er mir zur Begrüßung die Hand reichte. Auch als er sich mir gegenübersetzt, kann ich die-

ses Knackgeräusch in seinem Hals, mit dem er sich die Ausatmung verwehrt, deutlich hören. Er ist offensichtlich so stark angespannt, daß er sich zum Abgeben überhaupt keine Zeit mehr lassen mag.
Es scheint ein typischer Zug unserer Tage zu sein, daß es keinen Spaß mehr macht, Nachsorge zu betreiben, Geschirr zu spülen, Spiele wegzuräumen, sich um das zu kümmern, was ausgebraucht ist. Die Ausatmung ist die Beschäftigung mit dem Verbrauchten. Hierbei erfolgt die Abspannung. Und gerade dies will unser Patient überspringen. Er sperrt sich die Ausatmung einfach ab.

Abhilfe geschieht dadurch, daß wir zunächst ein paar Übungen erarbeiten, die dem Kranken das Vorhandensein seines Körpers wieder bewußter machen. Beim Hinsetzen auf einen gewöhnlichen Stuhl soll er darauf achten, daß er mit den ganzen Fußflächen den Boden gut erreichen kann. Gegebenenfalls soll er sich eine kleine Fußbank oder eine Decke hierfür zu Hilfe nehmen. Als nächstes soll er sich mit dem Gesäß möglichst breit und gewichtig auf dem Sitz niederlassen und den Berührungskontakt wahrnehmen, den er zwischen dem Stuhl und seinen beiden Gesäßbakken herstellt. Dabei bemerkt er schließlich auch etwas von seinem knöchernen Becken. Wenn man sich im Sitzen etwas zusammensinken läßt und sich dann wieder aufrichtet, kann man die zwei Sitzbeinknorren nämlich deutlich spüren.
Indessen sind die Füße mit ihrer ganzen Fläche aufgesetzt, so daß in ihnen das Gewicht der Beine erlebt werden kann. Wir haben, wenn wir sitzen, zwei Kontaktebenen, in denen wir die Erde bewußt berühren, einmal das Gesäß und zum anderen die Füße. Der Oberkörper wird nun von unten nach oben über dem Becken locker aufgerichtet. Der Patient darf sein Gewicht dem Becken über-

lassen und muß es nicht vom Schultergürtel her festhalten. Die Schultern dürfen einfach locker hängen. Die Hände liegen mitsamt ihrem ganzen Gewicht am besten auf den Oberschenkeln. Dieses Erlebnis führt zu einer Lösung der Schultern. Schließlich sucht sich der Kopf seinen richtigen Ort so auf dem Hals, daß der Nacken locker gestreckt ist. Der höchste Punkt des Sitzenden befindet sich am Übergang des mittleren zum hinteren Drittel des Schädeldaches. Die Kinnspitze ragt nicht nach vorn aus dem Gesicht heraus, sondern erscheint eher ein wenig zurückgenommen. Die Zähne sind nicht zusammengebissen. Die Zungenspitze ist ein wenig angehoben. Wenn der Patient ein paar Minuten in dieser lockeren Haltung verweilt, wird es ihm möglich, sich auf seine Atmung zu konzentrieren. Zur Unterstützung der Ausatmung lasse ich ihn dabei hörbar ein »f« oder »s« machen. Dabei kommt es darauf an, die Luft nicht bis zum letzten Rest herauszupressen. Zunächst ist nur wichtig, das Strömen der Luft zu erleben und nach der Ausatmung jede unnötige Spannung vor allem in der Bauchdecke zu vermeiden. Dann wird geduldig auf den neuen im Leib entstehenden Einatemimpuls gewartet. Während des Wartens bleibt der Mund geschlossen. Die Nase dient der Einatmung lediglich als Pforte. Niemals ist sie ein »Ziehorgan«. Nach einigen solchen Ausatemübungen stellt sich regelmäßig spontan ein tiefer Atemzug ein: das uns schon bekannte Aufatmen, bei dem die Heilkraft des Atems weitere Reste von Verhaltenheit und Starre wegschmilzt.

Aber erst dann, wenn es dem Patienten gelingt, diese neue Erfahrung durch regelmäßiges Üben der Ausatmung in die Aktivitäten seines Alltags einzubringen, wird er seine Beschwerden und Funktionsstörungen verlieren.

Dann wird er die Ausatmung auch bei körperlichem Einsatz weiterfließen lassen, statt sich mit seinem Knacklaut den Hals zu verschließen.

Übertriebene Ausatmung ist neben den Ausatmungsstörungen, die die Ausatmung behindern und auf diesem Wege zu einer Blähung von Lunge und Brustkorb führen, von gleich schädigender Wirkung. Es gibt Menschen, die die Ausatmung überbetonen, und dadurch in einen Zustand von Schwäche und allgemeiner Atemlosigkeit kommen.

Erschwerung der Ausatmung als Therapie: Ich erinnere mich in diesem Zusammenhang an eine achtundvierzigjährige ledige Lehrerin, die mir wegen schwermütiger Verstimmtheit zugewiesen wurde.
Sie klagt über dauerndes Abgeschlagensein, Schwächegefühle und fehlende Arbeitslust. Während sie spricht, bleibt ihr Gesicht fast bewegungslos. Der Oberkörper ist nach vorn gebeugt. Die Arme hängen schlaff in ihrem Schoß. Sie berichtet, daß sie häufig Entspannungsübungen mache, um die lähmende Müdigkeit zu überwinden. Aber nach diesen Übungen möchte sie eigentlich nur noch schlafen. Während sie mit ziemlich leiser, monoton klingender Stimme berichtet, fällt mir auf, daß sie dabei viel Atem verhaucht, verseufzt, man könnte auch sagen »ungenutzt« mit ausströmen läßt. Die Stimme wirkt dadurch »windig«.
Als die Patientin zur ersten Atembehandlungsstunde kommt, betont sie wieder, daß sie »ganz zerschlagen« sei. Sie möchte sich, ehe wir beginnen, zuerst einmal entspannen. Ich lasse sie gewähren, um betrachten zu können, was sie bei ihren Atemübungen anstellt. Als erstes legt sie sich wie tot auf den Boden und streckt alle viere von sich. Ich habe eine Weile den Eindruck, daß sie das Atmen völlig eingestellt hat. Kaum meldet sich ein Einatemimpuls und kaum haben sich ihre Lungen sparsam mit Luft gefüllt, macht sie eine energische Ausatmung; ich

sehe mir das nur kurze Zeit mit an. Mir wird schnell deutlich, daß diese Art von »Entspannung« ihrem Krankheitszustand genau entspricht und daß sie dadurch ihre Beschwerden verstärkt.
Während sich in den gesunden Phasen von Abspannung und Lockerheit die Lebenskräfte der Atmung im Organismus ausbreiten und verankern, praktiziert die Patientin bei ihrer Übungsweise das Gegenteil, das Aufgeben aller Spannkräfte. Sie gibt sich dabei nicht dem Atemgeschehen *hin,* sondern sie gibt sich auf. Sie überläßt sich der Schlaffheit. Das ist ein bedrohlicher Zustand, aus dem nur schwer herauszukommen ist, weil alle Vitalität aufgegeben wird. Ich bitte sie, sich hinzustellen und ganz wenig vor- und zurückzuschwingen.
Zunächst bleibt die Pendelbewegung ganz klein. Nach und nach ermögliche ich ihr, die Pendelbewegung nach hinten dadurch zu vergrößern, daß ich sie von hinten in Höhe der Schultern abstütze. Wie von selbst stellen sich dabei tiefer durchgehende Einatmungen ein, ohne daß sie dazu kommt, alles gleich wieder leerzupusten. Dadurch baut sich allmählich ihr Oberkörper auf. Die Brust ist deutlich angehoben. Sie kann nach dieser Übung aufrechter stehen. Anschließend lasse ich sie erst einen, dann den anderen Arm wegstrecken, ganz hoch über den Kopf dehnen, wobei jede Dehnung die Einatmung geradezu verführt, in den dabei entstehenden vergrößerten Raum einzuströmen. Während jeder darauffolgenden Ausatmung stoppe ich sie: »Nicht weiter ausatmen! Alles drinnen lassen! Warten! Drinnen lassen! Warten! Jetzt ein Bein strekken, räkeln, dehnen! Da ist eine neue Einatmung! Einströmen lassen! Noch mehr! Und nun nur ganz wenig abgeben und wieder warten, dehnen, recken! Da ist die neue Einatmung wieder!« So geht es vielleicht eine Minute lang. Dann sage ich: »Nun atmen Sie unkontrolliert weiter! Aber

lassen Sie die Brust nicht einfallen! Eine Bahnhofshalle stürzt auch nicht ein, wenn ein Zug hinausfährt!« Jetzt muß sie lachen. »Es geht mir gut!« sagt sie mit einer mir noch unbekannten, kräftigen, wohltönenden Stimme. Da ist plötzlich keine Spur mehr von Windigkeit und Verhauchtsein. Sie ist selbst angenehm erschrocken. »Mit dieser Stimme werden Sie sich bei Ihren Schülern besser durchsetzen!« sage ich zum Abschied.
Nach wenigen Behandlungsstunden hat sich ihr Allgemeinbefinden merklich gebessert. Ihre Spannkraft hat wieder zugenommen.
Wie anhand der bisher beschriebenen Fälle gezeigt wurde, greift jede Störung der Atmung in alle drei Phasen des Atemrhythmus ein. Wer die Ausatmung überbewertet, verkleinert dadurch die Einatmung und umgekehrt.

Über die Pause. Bei der zum dreiteiligen Atemryhthmus gehörenden Pause handelt es sich um die Ruhepause, die der getanen Arbeit folgt. Die Atempause ist Lockerheit. Das ist etwas anderes als das Fehlen von Spannung. Lokkerheit ist voller Hoffnung und Zuversicht, voller Erwartung und Bereitschaft im Hinblick auf den kommenden neuen Impuls. Fehlende Spannung dagegen geht einher mit Hoffnungslosigkeit, Resignation und schwermütigen Verstimmungen.
Die Abspannung der Ausatmung ist mit allerlei Tätigkeit gekoppelt, mit unserem Sprechen und Singen und mit vielen Arten von Muskelarbeit. Auf diese Zusammenhänge wird noch ausführlicher einzugehen sein.
Als ich während des Zweiten Weltkrieges als dreiundzwanzigjähriger Kandidat der Medizin Schüler von Clara Schlaffhorst wurde, war meine eigene Atmung in jeder Richtung gestört. Die damals annähernd achtzigjährige Begründerin einer der bedeutendsten Schulen für Atem-,

Sprech- und Stimmerziehung, die mir die Wichtigkeit der Atempause klarmachen wollte, rief mir in diesem Zusammenhang *das dritte Gebot* zu: »Du sollst den Feiertag heiligen!« Seitdem kommt mir von Zeit zu Zeit so etwas wie ein Zusammenhang des natürlichen Atemrhythmus mit den ersten drei Mosaischen Geboten in den Sinn.
Die Atempause gibt das Gebundene frei. Der Rest der Ausatmung mag »vertropfen«, sich »verkrümeln«, »versikkern«, oder wie auch immer man das Geschehen und die dabei wirksamen Gefühle beschreiben will. Die Atempause ist die Zeitspanne, in der alles, was durch Ein- und Ausatmung geschehen ist, Frucht bringen darf. Beim Bogenschießen ist es die Zeitspanne, in der der Pfeil fliegt, womöglich trifft und wirkt. Es besteht die Gefahr, daß die »anderen Götter«, wie es im ersten Gebot heißt, sich vordrängen, daß nach Luft »geschnappt« wird, daß man Luft »holt«, ehe der Atem von selbst kommt.
Es scheint so, als ob die meisten Schäden unseres vegetativen Nervensystems, die meisten funktionellen Organstörungen ursächlich mit Verstößen gegen die Atempause zusammenhängen. Die Heilkraft des Atems wird dem Atem nicht durch uns verliehen. Sie wohnt dem Atem inne, ohne daß wir etwas hinzufügen müßten. Die Heilkraft des Atems wird wirksam, wenn wir dem Atem nichts in den Weg legen und ihm erlauben, sich eigengesetzlich in uns zu entfalten. Dazu gehört, daß wir die Pause wieder heiligen, daß wir sie für ernst und wichtig nehmen, ihr Respekt zollen und ihr keine Gewalt antun.

Ein Fall von Behinderung der Pause: Als Beispiel für eine typische Störung der Atempause berichte ich von einer zweiundsechzigjährigen Hausfrau. Ihre vier Kinder sind zwar längst erwachsen und aus dem Hause, und ihr Mann ist ein stiller, gutmütiger Charakter, der von sich aus

wenig Ansprüche stellt. Es ist die Patientin selbst, die überall, wohin sie geht, Unruhe um sich verbreitet. Sie ist körperlich wendig, klein und zierlich und klagt über Unruhezustände und Schlaflosigkeit. Sie geht mit kleinen, hastigen Schritten und scheint es immer irgendwie eilig zu haben. Auf ihre Fixigkeit hin angesprochen, ist sie offensichtlich stolz darüber. Bei ihr habe schon immer alles schnell gehen müssen. Nicht die kleinste Pause hat bei ihr Raum. Kaum hat sie ausgeatmet, da holt sich die Nase mit deutlichem Einatemgeräusch auch schon wieder den nächsten Atemzug. So geht es pausenlos fort und fort. Man sieht bei der Einatmung, daß sich immer nur das Brustbein ein wenig hebt. Der Bauch wird von ihr am Atemgeschehen nicht beteiligt. Offenbar kann sie bei ihrem Lebensrhythmus keine Pausen dulden.
Ich lasse sie sich auf eine ausgebreitete Decke in Rükkenlage auf den Fußboden legen und zunächst nichts weiter tun. Die Atmung bleibt von dieser Ruhelage unberührt, sie geht in ihrem falsch eingespielten Rhythmus – ein – aus – ein – aus weiter. Jetzt bitte ich sie, die Bewegung eines Armes direkt an die Bewegung der Atmung anzuschließen. Sie lernt, den Arm mit der Einatmung gleichzeitig anzuheben und mit der Ausatmung wieder auf den Boden abzulegen. Die Patientin führt diese mit dem Atem gekoppelte Bewegung einige Male aus. Da bemerkt sie, daß der Arm offenbar liegen bleiben und ausruhen möchte. Sie hat Mühe, ihn immer gleich wieder pausenlos hochzukriegen. »Gönnen Sie doch Ihrem Arm diese kleine Pause«, meine ich, »es wird schon nichts passieren.« Sie gibt schließlich nach. Ohne daß wir darüber gesprochen haben, hat sie die Pause, die sich der Arm erzwungen hat, auch der Atmung gegönnt. Und ohne daß sie die Zusammenhänge schon durchschauen könnte, fällt ihr auf, daß das Anheben des Armes viel müheloser gelingt, wenn sie dem Arm und der Atmung eine Pause gelassen hat.

Im Laufe der weiteren Behandlungsstunden lernt sie wie von selbst, daß der mit dem Einatmungsimpuls gehobene Arm die Lust zum Recken und Dehnen weckt. Wir nehmen statt des Armes auch mal ein Bein. Auch haben wir statt der Rückenlage ein andermal Bauchlage oder Sitzen und schließlich Stehen und sogar Gehen gewählt.
Überall ist das Erlebnis der Pause für sie ganz neu. Es macht ihr Freude, noch eine ganze Zeit an der Wahrnehmung des Dreierrhythmus, der im Atemablauf enthalten ist, weiterzuarbeiten. Mit zunehmender »Einverleibung« dieser Änderung ihres bisherigen Verhaltens wird sie ihre Unruhe los. Es dauert keine drei Wochen, da berichtet sie glücklich, daß sie zum ersten Mal seit Jahren eine ganze Nacht durchgeschlafen habe und ausgeruht aufgewacht sei.

Wirklichkeiten und Wir-Bildungen haben etwas mit unserer Atmung und mit der Sprache zu tun: Betrachtet man die Vielzahl der Atemfunktionsstörungen und die in ihrem Gefolge anzutreffenden Unordnungen von Organfunktionen, dann ist die Frage berechtigt, wann und wodurch der Mensch aus dem Paradies unbekümmerten und naturgemäßen Atmens vertrieben wird. Um sie beantworten zu können, muß noch einmal auf bereits angestellte Überlegungen zurückgegriffen werden. Demnach gehört es zum Wesen des Menschen, daß er sich und der Welt gegenüber sein kann, daß er die Fähigkeit zur Wir-Bildung mit sich, mit anderen und schließlich mit der ganzen Welt besitzt. Es gehört zum Wesen des Menschen, daß er selbst Wirklichkeiten erschafft, die als Wir-Bildungen ihn mit anderen in Wechselbeziehungen setzen.

Die Sprache ist das vielleicht wichtigste Beispiel für eine solche von praktisch jedem Menschen zu erarbeitende

und dann jeweils für mehrere Menschen gemeinsame und verbindliche Wirklichkeit. Die Sprache ist ein Kind des Atems. Sie ist eingebettet in die Ausatmung, die das gesprochene Wort als eine aus Geräuschen und Lauten geformte Gestalt austrägt zum Ohr, das sie vernimmt. Getragen von der Ausatmung, wird sie im einzelnen gestaltet vom Zwerchfell und der in ihm repräsentierten gesamten Atemmuskulatur einerseits, den Stimmbändern sowie den Konsonanten andererseits. Als Konsonanten werden alle Buchstaben des Alphabets, außer den Vokalen A, E, I, O, U bezeichnet.
Die Konsonanten sind »Mitklinger«, sind bestimmte Stellungskombinationen der Mund-, Schlund-, Nasen-, Gesichts- und Halsorgane, die der Ausatmung gemeinsam mit den Stimmbändern Widerstände entgegensetzen. Wir können auch bei Blasinstrumenten erkennen, daß der Ton mit Hilfe von Widerständen erzeugt wird, die man dem Luftstrom entgegensetzt. Je nachdem, wie man die Gestalt dieser Widerstände und der Resonanzräume abwandelt, kann man den Charakter eines Tones, seine Höhe und seine Klangfarbe, verändern.

Über die Seele: Zur Wir-Bildung gehört die Fähigkeit, sich einer anderen Person oder einer Sache zuwenden zu können. Es ist die Fähigkeit, die es dem Menschen erlaubt, sich, wie beispielsweise der in den Bogen eingespannte Pfeil, auf etwas zu richten. Diese Fähigkeit setzt so etwas wie einen inneren Raum voraus. Zielen ist ein räumlicher Begriff, der den Abstand, beispielsweise zwischen Bogensehne und Bogen, zwischen Kimme und Korn, unerläßlich benötigt. Wir können tatsächlich die Richtung unserer Zuwendungen innerlich ändern. Daraus entnehmen wir, daß wir über einen inneren Raum in unserer Vorstellungs- und Gefühlswelt verfügen. Wir nennen diesen inneren

Raum Seele und bezeichnen alle Vorgänge des sich Zuwendens als intentional. Große Bedeutung für unser Thema besitzt die Tatsache, daß unser Zwerchfell an allen intentionalen Vorgängen beteiligt ist. Bei jeglicher Art von Zuwendung oder von Abwendung ändert sich die Spannung und damit die Höhenlage des Zwerchfells sowie das Ausmaß seiner Bewegungen. Man kann das zwar nicht mit bloßem Auge erkennen; aber man kann seine Bewegungen mit Hilfe von Röntgenstrahlen vor dem Röntgenschirm sichtbar machen oder mit Hilfe von speziellen Elektroden messen. Solche Untersuchungen sind von Coblenzer und Muhar durchgeführt worden. Sie haben uns bestätigt, daß unser Zwerchfell an allen intentionalen Vorgängen beteiligt ist.
Coblenzer und Muhar haben ihre Erfahrungen insbesondere für Pädagogen in ihrem Buch »Atem und Stimme« dargelegt* und zahlreiche Übungen angegeben zur Erzielung einer – wie sie es nennen – »atemrhythmisch angepaßten Phonation«.

Atemrhythmisch angepaßte Phonation ist ein Stimmgebrauch beim Sprechen und Singen, der nicht nur sprachliche Inhalte sondern auch die persönlichen Eigenheiten und den Atemrhythmus des Vortragenden berücksichtigt.

Jede Entwicklung ist störbar. Um die Frage nach den Ursachen von Atemfunktionsstörungen beantworten zu können, ist es erforderlich, vor allem zwei Gesichtspunkte hervorzuheben. Der *eine* besteht darin, daß jeder Mensch von seiner Geburt an einen Entwicklungsprozeß durchmacht. Niemand kommt als reifer Erwachsener zur Welt:

* Coblenzer/Muhar: »Atem und Stimme« Anleitung zu gutem Sprechen. Österreichischer Bundesverlag für Unterricht, Wissenschaft und Kunst, Wien, 1976.

Es fallen keine Meister vom Himmel. Die menschliche Seele muß Schritt für Schritt entwickelt werden, wobei jedes Gelingen und jedes Scheitern nicht nur in das Verhältnis des Menschen zu sich und der Welt eingeht, sondern auch zum Ausgangspunkt wird für die weitere Arbeit beim Erschaffen neuer Wirklichkeiten, beim Bau an neuen Wir-Beziehungen wie beim Erlernen von Sprachen und so weiter.
Bekanntlich erleiden dabei alle Menschen ein persönliches Schicksal, indem sie hier und da bei dieser Entwicklung Schaden nehmen oder scheitern.

Die Atmung ist von jeder Störung betroffen. Dieser *andere* Gesichtspunkt zeigt, daß unter den großen Funktionssystemen unseres Stoffwechsels die Atmung am unmittelbarsten und am auffälligsten von dieser Entwicklung betroffen ist.
Weil das Zwerchfell, das schon im Altertum als Sitz der Seele angesehen wurde, über das Atemzentrum zusammen mit allen Atemmuskeln in sämtliche intentionalen Vorgänge einbezogen ist, wird unsere Atmung unserem Schicksal entsprechend verändert.
Faßt man beide Gesichtspunkte zusammen, so kann man sagen: Bereits im Zuge frühkindlicher Entwicklung entstehen Atemfunktionsstörungen Hand in Hand mit dem Erwerb von Gehemmtheiten und dem Verlust der Einheit mit dem eigenen Körper und seiner Lebendigkeit.
Bei der Betrachtung der menschlichen Entwicklung fallen besonders zwei Epochen auf, in denen dieses Schicksal seine Wurzeln findet. Die eine Epoche liegt in den ersten sechs Lebensjahren.

Die ersten sechs Lebensjahre sind unter anderem dadurch gekennzeichnet, daß die Einsichtsfähigkeit und die exakte

vergleichende Phantasie noch nicht so ausreichend entwickelt sind, daß die Forderungen der Umwelt damit verarbeitet werden können. Infolgedessen haben wir Menschen in den ersten Lebensjahren im Wege der Gewöhnung unzählige Verhaltensweisen zu erlernen, ohne daß uns dafür der Weg über Einsicht und Verständnis zur Verfügung steht. Gewöhnung ist genau das, was man im allgemeinen als Dressur bezeichnet. Lob und Tadel, Verwöhnung und Liebesentzug, Drohungen und sogar Gewaltanwendungen sind in der Regel die Werkzeuge. Dadurch entstehen zwar mehr oder weniger äußerlich angepaßte Verhaltensweisen. Innerlich aber sind sie mit Ängsten durchsetzt, die wie ein Kitt die erforderliche Beständigkeit sichern. Und Ängste sind es, die uns den »Atem verschlagen«, den »Atem rauben«, wie die Umgangssprache so trefflich formuliert. Ängste sind die Ursachen dafür, daß ein Mensch, der als Baby noch ein ganzes Haus »zusammenschreien« konnte, weil seine Stimme noch in seinem ganzen Organismus verankert war, bei seiner Einschulung womöglich nur noch mit Flüsterstimme spricht. Ängste sind die Ursachen dafür, wenn er scheu ist und seine Stimme nicht mehr zu erheben wagt. Ängste sind die Ursachen dafür, wenn er gefügig und leise geworden ist und nur noch eine gehemmte Atmung hat.
Die andere der beiden Epochen schließt sich direkt an. Es handelt sich um die Zeit, die etwa mit der Einschulung beginnt und die sich bis in die Lehrjahre fortsetzt.

Die Schulzeit ist die Epoche, in der an das indessen herangereifte Verständnis und an die Einsichtsfähigkeit appelliert wird. Der Schüler lernt, seine Hände und andere Organe und viele seiner leiblichen Funktionen als Werkzeuge zu gebrauchen. Ziel ist der Erwerb gewisser Fertigkeiten und Geschicklichkeiten, in erster Linie des Lesens und Schreibens. Hatte die Dressur bei fehlenden Einsichten in den ersten Lebensjahren zur Entstehung von Neurosen mit den darin gegebenen Ängsten geführt, so setzt im fünften bis sechzehnten Lebensjahr durch die Bevorzugung von Wissen und Verstehen eine Verfremdung des Leibes mit Zerstückelung der ursprünglich partnerschaftlichen Beziehung zu ihm ein, so daß es zu dem kommt, was bereits als Proletarisierung und Prostituierung beschrieben worden ist: Der Körper wird Mittel zum Zweck. Die Hände werden Mittel zum Zweck. Bewegungen werden Mittel zum Zweck. Nicht mehr ist das schreibende Kind wichtig, sondern die Schrift, nicht mehr das lesende Kind, sondern der Text und die Perfektion seiner Wiedergabe.

Während Sprechen- und Laufenlernen so frühzeitig erfolgen, daß ihre Entwicklung durch Einsicht und »exakte Phantasien« noch nicht nennenswert beeinträchtigt werden können, zeigt sich der für die zweite Epoche typische und gewaltige Einschnitt beim Lesen- und Schreibenlernen.

Ganz besonders wichtig für das Schicksal unserer mit dem Zwerchfell zusammenhängenden Atmung ist deshalb der Zeitpunkt der Einschulung. Das Schreibenlernen, das bereits im ersten Schuljahr beginnt, stellt für die meisten Menschen eine Klippe dar, an der ihre Körperhaltung, das Bewegungsspiel ihrer Gliedmaßen und die gelöste Natürlichkeit ihrer Atmung Schaden nehmen.

Vom falschen Schreibenlernen läßt sich vieles berichten. Schreiben ist ein intentionaler Vorgang, der von den meisten Menschen zeit ihres Lebens nicht gemeistert wird. Viele Menschen sinken dabei in sich zusammen, unterdrücken ihre Atmung, verkrampfen ihre Finger um das Schreibwerkzeug, als müßten sie festsitzende Schrauben

anziehen. Schreiben ist ein Teil der Sprachwirklichkeit. Beim Sprechen sind die Konsonanten, beim Schreiben sind Griffel oder dergleichen und Papier die Gegenspieler unseres Zwerchfells. Die Sprache besteht aus dem gesprochenen und dem geschriebenen Wort. Gekonntes Sprechen und gekonntes Schreiben gleichen dem Tanz, bei dem Bewegung, Rhythmus, Musik und Atmung zu einer neuen gemeinschaftlichen Wirklichkeit in eins verschmelzen. Nun will bekanntlich auch das Tanzen erlernt sein. Aber Tanzenlernen fällt Kindern offensichtlich tausendmal leichter als Schreibenlernen, weil beim Schreiben alle an Musikalität appellierenden, gefühlsbetonten Elemente fehlen oder aber stark zurückgedrängt werden von der formalen Nötigung, kleine Zeichen korrekt nachzuahmen. Hier setzt bereits mit aller Deutlichkeit etwas ein, was uns noch viel beschäftigen wird: die Unsicherheit, die Bewegungen des Zwerchfells und damit der Atmung mit den Schreibbewegungen in naturgemäßer Weise zu verbinden. Gleichzeitig mit Verkrampfung der Hände und Arme, mit Herunterbücken des Kopfes, wird nicht selten der Atem bei jedem Schreibstrich angehalten. Als Folge tritt zunächst ein Verfall der Körperhaltung im ganzen ein. Die sogenannte Haltungsschwäche ist ein Alarmzeichen ersten Ranges, weil sie ihrerseits Ursache ist für nervöse Regulationsstörungen aller Organe.
Was hier über das Schreibenlernen gesagt ist, gilt grundsätzlich für das Erlernen aller Fertigkeiten vor allem dann, wenn es, wie beim Schreiben, darauf ankommt, intellektuelle Vorstellungen unmittelbar in Muskeltätigkeiten umzusetzen. Von da ab kommt es nahezu explosionsartig zu Haltungsschwächen und Haltungsverfall.

Haltungsschwäche als Alarmsignal sollte uns sofort auf den Plan rufen. Die Erstkläßler, die mit dem Kopf tief gebeugt über ihrem Schreibheft sitzen, das Schreibgerät mit den Fingern umkrampft halten, bieten ein Bild des Jammers. Die schreibende Hand ist nicht mehr der Handelnde, beziehungsweise der Schreiber selbst, und sie repräsentiert in ihren Bewegungen nicht mehr das Ganze des Organismus, sondern sie ist selbst nichts als ein unhandliches Werkzeug, für das es darauf ankommt, Gebrauchsanweisungen zu lernen und gehörig anzuwenden. Haltungsschwäche ist ein wichtiges Alarmsignal, das unverzüglich pneopädische Maßnahmen auslösen sollte.

Es gibt einige wenige Techniken, bei denen die Atmung von Anfang an mitberücksichtigt wird. Zu ihnen gehört das Schwimmen. Die dabei erforderliche Arm- und Beinarbeit wurde beim Brustschwimmen in drei Zeiten aufgeteilt, mit der Maßgabe, daß bei Tempo drei die Arme mit aneinandergelegten Händen, die sich vor der Brust befinden, energisch nach vorn in die angesteuerte Richtung gestreckt werden. Gleichzeitig werden die angezogenen Beine kraftvoll gestreckt, wobei die Streckung zunächst in die Grätsche mit unmittelbar anschließendem energischem Zusammenschließen der Beine erfolgt. Diese Arm- und Beinbewegungen werden gleichzeitig mit der Ausatmung durchgeführt. Sie üben auf den Schwimmer eine deutliche Schubwirkung aus. Daran schließt sich eine Bewegungs- und Atempause an. Die Arme bleiben nach vorn, die Beine nach hinten gestreckt liegen. Die gestreckten Hände werden allenfalls, wie beim Brotbrechen, nach auswärts gerollt, so daß die Handrücken zueinandergekehrt werden.

Bei Tempo eins werden die gestreckten Arme kräftig bis in Schulterhöhe auseinander geführt. Der Kopf wird, soweit für die Atmung erforderlich, aus dem Wasser gehoben, und dabei wird eingeatmet. Dann werden als Tempo zwei die Arme angewinkelt, bis die Handflächen vor der

Brust wieder zusammengeführt sind. Gleichzeitig werden die geschlossenen Knie angezogen. Daran schließt sich wieder Tempo drei an, das mit der Ausatmung einhergeht, und so fort.
Auffällig ist das fließende Ineinandergreifen der verschiedenen Tätigkeiten. Hierbei ist offensichtlich, daß von einer verbindlich abgegrenzten Zuordnung, etwa von Anspannung gleich Einatmung, Abspannung gleich Ausatmung und Arbeitsleistung, schließlich Lockerheit gleich Atempause und Arbeitsruhe, nicht die Rede sein kann. Es ist offensichtlich nicht so, daß man bestimmte Vorgänge immer nur mit der Einatmung oder immer nur mit der Ausatmung koppeln müsse. Eine Ausnahme machen Sprechen und Singen, obwohl auch hier Einatmungsvorgänge und Zustände der Lockerheit beteiligt sind.
Verschiedene Atemschulen haben bisweilen einander gegensätzliche Auffassungen vertreten und sich angefeindet, weil die einen bestimmte Tätigkeiten als zur Einatmung gehörig erachteten, die von den anderen der Ausatmung zugeordnet wurden. Wie so oft im Leben, zeigt sich bei ruhigem Zusehen und Ausprobieren, daß sich die Gegensätze auch hier nicht ausschließen, daß mehreres möglich ist, daß durch verschiedene Zuordnungen verschiedene Wirkungen hervorgerufen werden können. Das hat sogar den Vorteil, daß je nach der gewünschten Wirkung eine bestimmte Kombination eingesetzt werden kann.

Die gleiche Übung, einmal mit der Ein-, das andere Mal mit der Ausatmung, sieht beispielsweise folgendermaßen aus, zunächst für die Einatmung:
Setzen Sie sich auf einen Stuhl, und verbinden Sie mit der Einatmung folgende gymnastische Übung: Neigen Sie ihren Oberkörper nach der rechten Seite in der Vorstel-

lung, daß sich bei der *Ein*atmung nur die linke Körperseite so gut mit Luft füllt, daß diese sich über die rechte Seite hinweg ausdehnt. Bei der Ausatmung »zieht sich« die sich entleerende linke Körperhälfte wieder »zusammen«. Gleichzeitig wird der Oberkörper auf diese Weise wieder aufgerichtet. Beim nächsten Atemzug lassen Sie nur die rechte Körperseite sich mit Atemluft füllen. Dann neigt sich der Oberkörper bei der Einatmung entsprechend nach links. Bei der Ausatmung richtet er sich wieder auf.

Das gleiche Beispiel für die Ausatmung:
Benutzen Sie bei der nächsten *Aus*atmung die Vorstellung, Sie atmen nur mit der rechten Körperhälfte aus, so daß sich nur die rechte Körperhälfte zusammenziehen kann, dann neigt sich der Oberkörper mit dieser Ausatmung zunehmend nach rechts. Bei der nächsten Einatmung füllt sich die rechte Seite wieder und richtet damit den Oberkörper wieder auf. Das gleiche kann anschließend mit der linken Körperseite geübt werden.
Mit Hilfe von diesen Übungsbeispielen können wir erleben, daß eine bestimmte Bewegung, nämlich hier die Seitneigung des Oberkörpers, das eine Mal in unmittelbarem Zusammenhang mit der Einatmung, das andere Mal in unmittelbarem Zusammenhang mit der Ausatmung erfolgen kann. Die Wirkung beider Übungen ist verschieden. Die erste erhöht die Spannkraft und Wachheit des Übenden, die zweite fördert die Nachgiebigkeit und entspannt.

Spannung kann vermehrt und vermindert werden. Diese Unterschiede zwischen Anwendungen während der Ein- oder der Ausatmung sind vor allem zu beachten bei Massagen, Nervenpunktmassagen und Akupressur. Läßt man bei einer Anwendung langsam einatmen, nimmt die Spannung zu. Das bedeutet, daß ein auf zu hoher Spannung

beruhender Schmerz dann gleichfalls verstärkt werden kann. Ist er dagegen durch verminderte Spannung verursacht, dann verschwindet er, wenn während der Anwendung fortgesetzt langsam eingeatmet wird.
Läßt man bei einer schmerzhaften Anwendung langsam ausatmen, so nehmen die Schmerzen zu, wenn es sich um einen Zustand verminderter Spannung handelt. Die Schmerzen nehmen jedoch während der Ausatmung ab, wenn es sich um einen Zustand vermehrter Spannung oder Stauung handelt. Gleichzeitig lassen auch Spannung oder Stauung nach.
Es kommt demnach in jedem Fall auf die wirksamen Umstände an, auf die Kenntnis der Zusammenhänge und auf eine jedesmal neu zu treffende angemessene Entscheidung. Andernfalls ist das, was dem einen Heilung bringt, bei dem andern eine schwere Belastung.

Ich habe Menschen kennengelernt, die regelmäßig Atemübungen durchführten und darin sogar Unterweisungen, allerdings von wenig berufener Seite, erhielten. Sie klagten über Schwäche, Abgeschlagenheit, Untergewicht und Unlust zu aller Tätigkeit. Die Überprüfung ihrer Atemübungen zeigte, wie auf Seite 81 anhand eines Fallbeispieles beschrieben, daß sie damit einen immer noch weitergehenden Spannungsabbau erzielten. Den umgekehrten Fall gibt es ebenso häufig. Wir können es oft erleben, daß Kranke, die bereits zu stark mit Energie aufgeladen sind und demzufolge an Überspannung, Überaktivität, Völlegefühl und oft auch an Übergewicht leiden, Atemübungen machen, mit denen sie ihre Spannungen noch weiter erhöhen.
In der Zeit der Dampfmaschinen und der Dampflokomotiven war es für jeden unmittelbar anschaulich, daß man Störungen, die durch mangelnden Dampfdruck verursacht

waren, am einfachsten dadurch beheben konnte, daß man mehr einheizte, um den Dampfdruck zu steigern.

Dampf ablassen war richtig, sobald störender Überdruck auftrat. Tatsächlich ist die Vorstellung vom Dampfablassen bei einer Reihe von Atemübungen gebräuchlich geblieben. Lernende, vor allem aber davon betroffene Kranke, verstehen rasch, was gemeint ist, wenn man sie bei dementsprechenden Übungen freundlich dazu ermuntert, mit ihrer Ausatmung getrost etwas Dampf abzulassen.
Auf der anderen Seite muß man mit der Verwendung solcher Vergleiche vorsichtig sein, weil wir nicht wieder dem verhängnisvollen Irrtum verfallen wollen, den Atemvorgang als etwas Mechanisches mißzuverstehen.
Wir erinnern uns daran, daß unsere Atmung mit einer Vielzahl biochemischer Prozesse einhergeht, die in die vegetativ-nervösen Regulationen unseres Stoffwechsels eingebettet und von unseren Zielsetzungen, Stimmungen, Gefühlen und Inanspruchnahmen abhängig sind.

Vom rechten Schreibenlernen ist zu sagen, daß schon viel gewonnen wäre, wenn dabei ganz ähnlich wie beim Schwimmen das Atmen in den Schreibunterricht einbezogen würde. Man läßt dann beim Anfängerunterricht den Anstrich eines Buchstabens zusammen mit der Einatmung ausführen. »Zusammen mit der Einatmung« soll nicht heißen, daß Luft »geholt« wird, sondern: Während des Augenblicks, in dem das Zwerchfell sich senkt, die Lungen sich mit Luft füllen, läßt man die Schreibhand den Anstrich sozusagen in Fortsetzung dieser Bewegung wie von selbst geschehen. Das ist der Auftakt unseres Atem-Schreib-Rhythmus, den wir mit der Zahl Drei bezeichnen. Der Abstrich wird mit der Ausatmung zugleich ausgeführt.

Der Bleistift, die Kreide oder der Griffel wird ganz von selbst fester an die Schreibunterlage angedrückt. Es empfiehlt sich, die Ausatmung gleichzeitig mit einem gesprochenen »pf« hörbar zu machen. Das erleichtert die Vorstellung, daß der Abstrich mittels der Atemkraft erfolgt. Das ist Tempo eins in unserem Dreivierteltakt, der zum Summen von Walzerrhythmen einlädt. Es kann hierbei von Vorteil sein, die Musik langsamer Walzer unaufdringlich mit zu Hilfe zu nehmen. Tempo zwei ist die Pause am Ende des Abstrichs. Dann geht es beim neuen Einatemimpuls mit dem Anstrich des folgenden Buchstabens als dem neuen Auftakt weiter. Drei, eins, zwei – drei, eins, zwei usw. Die Art, wie das »pf« gesprochen wird, ist von großer Bedeutung. Der Haltungsschwache neigt zunächst dazu, seine tief eingezogene Brust gegen die Tischplatte zu drücken. Er sitzt ganz vorn auf dem Stuhl. Das Gesäß ist womöglich soweit nach vorn gezogen, daß der Patient halbwegs auf seinem Gesäß liegt, statt darauf zu sitzen. Schultern und Kopf sind nach vorn gereckt und gebeugt. Der Abstand zwischen dem Schreibheft und der Nase des Schreibers ist klein. In dieser trostlosen Haltung ist die Artikulation eines »pf« nahezu unmöglich. Statt dessen kommt meistens ein ungeformtes »f« zustande, wobei die Lippen so schlaff bleiben, daß sie mit der Ausatmung ein Stück nach vorn geblasen werden. Schließlich wird dieser schlimme Zustand noch weiter dadurch verschlechtert, daß der Mund mit beendeter Ausatmung geöffnet wird, um so die Luft für die Einatmung hörbar einzuziehen. Unsere Hilfestellung beginnt an diesem Punkt. Der Mund soll bei beendeter Ausatmung geschlossen werden und ist bis zum neuen »pf«, das zusammen mit der nächsten Ausatmung erneut versucht wird, geschlossen zu halten. Es ist immer wieder erstaunlich, wie leicht sich hier Korrekturen anbringen lassen und wie rasch sie ohne Schwierigkeiten befolgt werden können. Es gibt infolgedessen nicht die Entschuldigung für unsere pädagogischen Versäumnisse, daß so etwas zu schwierig sei. Wir sollten hier alle aufmerksamer sein und beherzter einspringen, wenn wir sehen, daß Hilfe vonnöten ist.

Schwerer ist die Arbeit an der Artikulation des »f«. Das »f« braucht Lippenspannung. Die Unterlippe spannt sich gegen die Schneidekante der oberen Vorderzähne. Aber selbst wenn das geschieht, hört sich das Ergebnis oft so an, als ob aus einem angestochenen Autoreifen Luft entweicht. Der Fehler hat seine Ursachen vor allem im Überspringen der Pause am Ende der Ausatmung. Gesunderweise findet das gesprochene »f« sein Ende in der Lockerheit der Pause, der dann bei geschlossenem Mund die Einatmung folgt, wenn sich das Zwerchfell anspannt und so die Lunge blitzschnell wieder füllt. Wir erinnern uns hierbei an den unter Wasser leergedrückten und wieder losgelassenen Schwamm.

Eine andere Ursache des beschriebenen Fehlers liegt darin, daß die Sammlung der Atemspannung im »p« erst noch erarbeitet werden muß. Der Schritt vom »p« zum »f« darf nicht eine von innen nach außen gehende explosive Luftentleerung bewirken. Die angesammelte Spannung soll sich nach außen und nach innen auswirken und soll im »f« durchgehalten werden, so daß diese Spannung sich bis in die Fingerspitzen und dem Schreibgerät mitteilen kann.

Bei fortschreitender Übung geht es schließlich wie bei allen anderen Übungen auch, daß nicht mehr nur ein einziger Abstrich in Tempo eins untergebracht wird, sondern eine allmählich umfangreicher werdende, schließlich aus mehreren Buchstaben bestehende Wortfigur. Der Dreierrhythmus und seine Verankerung in der locker fließenden Atmung bleiben dabei erhalten.

Der Unterrichtende wird immer wieder staunen, wie rasch sich bei der Anwendung dieser Übungen die Körperhaltung des Schülers bessert. Oft sitzt er, ohne jede in diese Richtung gehende Aufforderung, schon nach 10 bis 20 Minuten aufgerichtet auf seinem Platz mit einem schönen Spielraum sowohl zwischen Brust und Tischplatte als auch zwischen Kopf und Schreibgerät. Und der fröhliche Hinweis: »Guck mal an! Jetzt sitzt du da wie ein Mensch!« löst meistens stolze Freude und Zuversicht aus.
Die Möglichkeiten, kranke oder gestörte Menschen mit Hilfe von Schreibübungen atemtherapeutisch zu behandeln, sind zahlreich. Dazu lassen sich Formelemente ebenso wirkungsvoll verwenden wie Linienführung, wechselnde Abfolge von Druckunterschieden, Körper-, Arm- und Handhaltung, Fingerarbeit und anderes mehr. Das alles wird einbezogen in das Atemgeschehen und umgekehrt.
Maria Hippius, neben Graf Karlfried von Dürckheim, Mitbegründerin der Stätte für Initiatische (= einweihende) Psychotherapie in Todtmoos-Rütte, hat aus der behandelnden Arbeit mit Schreibvorgängen ein eigenes Behandlungsverfahren, die Graphotherapie, entwickelt.

Besondere *»Atemschriftzeichen«* kommen aus der bekannten deutschen Schule für Atem-, Sprech- und Stimmlehrer, die nach ihren Gründerinnen Clara Schlaffhorst und Hedwig Andersen benannt ist. Dort hat Frau Gertrude Schümann ein ganzes System von Atemschriftzeichen mit Kreisungen und linearen Bewegungen entdeckt, das sich nicht nur ohne Schwierigkeiten unseren Atembewegungen zuordnet, sondern Atem und Stimme belebt, fördert und rhythmisiert. Die Anwendungen der Schümannschen »Atemschriftzeichen« hat sich hervorragend bewährt bei Haltungsschwächen und anderen Störungen, die bei

Schreib- und Lesevorgängen auftreten oder damit zusammenhängen. Der heilsame Einfluß dieses Behandlungsverfahrens bei psychischen Störungen und bei Verwahrlosungen mit ungezügelter Aggressivität ist für den Außenstehenden oft verblüffend. Sie ermöglichen, durch ihre Rückwirkung die Ordnung in der Leibnatur wiederherzustellen.

Hauchen, Brummen und Singen. Eine besonders wichtige Atemübung ist das Hauchen. Man kann sie überall ausführen. Und man kann jederzeit mit ihr beginnen. Entscheidend ist, die Wärme der ausströmenden Atemluft wahrzunehmen. Dabei ist die Vorstellung hilfreich, daß man mit seinem Atem etwas auftaut, beispielsweise ein paar Schneeflocken auf dem Handrücken oder ein paar Eisblumen an der Fensterscheibe. Es spielt keine Rolle, ob man das Hauchen mit offenem Mund oder mit geschlossenem Mund nur durch die Nase ausführt. Wichtig ist weiterhin die Vorstellung, daß man die im Hauch deutliche Wärme aus allen Organprovinzen sammelt und zu einem längs der Wirbelsäule am Rücken bis zum Schädeldach hochsteigenden Strom vereint, zu der durch Nase oder Mund oder beides abfließenden Ausatmung. Jeder Hauch wird mit einer Atempause beendet. Dann achtet man auf den neuen Einatemimpuls, läßt die Einatmung geschehen und verwandelt die nächste Ausatmung wieder in einen Hauch. Das macht man vier bis zehn Atemzüge lang. Sie können es jetzt gleich probieren. Vielleicht gibt es dadurch ein großes Aufatmen oder ein Gähnen.
Sie können auch versuchen, in den Hauch ein Summen oder Brummen hineinzugeben oder einen Ton zu singen, vielleicht auf U, und zwar mit geschlossenem Mund. Dann U und A öfters abwechseln beim Hauchen mit geschlossenem Mund. Danach das gleiche mit offenem Munde.

Dann werden Sie bald merken, daß es Sie verlockt, wieder mehr und öfter zu singen. Und bald wird man Sie im Badezimmer, in der Küche oder bei allem möglichen, was Sie tun, ein Liedchen singen hören. Und dort, wo Sie meinen, daß sich das Singen verbieten sollte, da werden Sie summen oder vielleicht nur Ihr Hauchen üben. Und es wird Ihnen fortan in jeder Beziehung besser gehen. Der Hauch ist eine der Wurzeln, aus der Sprechen und Singen hervorgehen. In Sprache und Gesang wird der Hauch weiter verarbeitet und mit anderen Elementen unseres Lebens verflochten. Eines dieser anderen Elemente ist der Schrei, den wir in seiner Funktion und grundlegenden Bedeutung im Zusammenhang mit Geburt und erstem Atemzug schon erwähnt haben.

Beim Singen nimmt gegenüber den Brummtönen die Klangdichte des Ausatems zu. Hält man einen Handrükken dicht vor den Mund, dann spürt man die Wärme des Hauchens ganz deutlich. Mischt man einen Brummton in den Hauch, dann spürt man, daß die Intensität des Hauches dadurch abnimmt. Singt man schließlich einen Ton, dann ist vom Hauch nur noch ganz wenig zu spüren. Das liegt daran, daß die Stimmbänder der Ausatmung und damit dem steigenden Zwerchfell Widerstand entgegensetzen.

Je mehr Lautkraft erzielt werden soll, um so mehr wird die Aktion der Stimmbänder von der Einatmungsmuskulatur unterstützt. Die Tonerzeugung bleibt ein Ausatmungsvorgang. Sie verbraucht dafür aber nur ganz wenig Ausatemluft. Die gleichzeitig erregte Einatmungsmuskulatur dehnt dabei den Brustkorb, die Flanken und den zum kleinen Becken gehörenden Raum, als sollte eingeatmet werden. Man bezeichnet diese für die Gesangsschulung besonders wichtige Impulsgebung, die wir schon beim ersten Schrei des Menschen kennenlernen können, als Tonstütze oder Apoggio. Sie ermöglicht nicht nur, daß wir einzelne Töne lange aushalten und zusammenhängende Abschnitte zusammenhängend singen und sprechen können, sondern auch, daß wir dabei klangdicht und mit eindringlicher Lautkraft das zum Ausdruck bringen können, was unser Anliegen ist.

Stimme und Gesang sind etwas für den Menschen Spezifisches. Das Singen übersteigt das Sprechen. Im Gesang des Menschen gipfeln alle kreatürlichen Funktionen. So betont es Dr. Walter Werner, der Begründer einer eigenen Atem- und Stimmschule, der z. Z. hochbetagt in Essel und in Weingarten noch selbst unterrichtet. Stimme ist Sinnbild der Freiheit. Im Christentum gilt die Auffassung, daß in einem Leben nach dem Tode bei den Seligen der Gesang kein Ende nimmt.
Alle Gefühle und Gedanken, alle Lebensregungen teilen sich den Stimmbändern mit und finden auf dem Weg über die nervliche Steuerung Eingang in die Stimme des Menschen. Umgekehrt wirkt die Stimme nicht nur direkt auf Atemzentrum und Schilddrüse, sie bestimmt die Gestimmtheit und die Stimmung des einzelnen und der Gemeinschaften.
Einerseits ist die Stimme einschließlich aller dazugehörenden Räume und Organe, wie Zwerchfell und Atemmuskulatur, als ein Instrument anzusehen, dessen Beherrschung erlernt und geübt werden kann.
Andererseits ist die Stimme ein Vorgang, eine Funktion oder ein Prozeß, der mehr ist als perfekte Instrumentbeherrschung. Gesang ist eine Kunst, in der es wie bei allen Künsten darauf ankommt, daß der Handelnde den Rahmen seines individuell Menschlichen übergreift und die Quellen des ihn tragenden Grundes nicht nur aufstößt, sondern zugleich faßt und mit Hilfe der von ihm erübten Technik seiner Instrumentbeherrschung gestaltet.

Das aber kann nicht aus Büchern erlernt werden. Dazu sind Lehrer und das eigene Mittun, das eigene Sichhineingeben und Sichverwandeln notwendig. Im Gesang ist auch die Heilkraft des Atems besonders wirksam. Aber darüber ist nichts zu schreiben. Wer hier Erfahrungen sammeln will, kann dies nur am eigenen Leibe tun.

Von Yoga und Kundalini ist bekannt, daß sie sich den heilkräftigen Atem im Organismus vorstellen als eine Lebenskraft, die von unten, vom kleinen Becken, von Steiß- und Kreuzbein her aufsteigt und den ganzen Organismus dabei erfüllt und ernährt. Da alle leiblichen Zustandsänderungen immer auch mit Änderung unserer Gestimmtheit, unserer Einstellung und unseres Bewußtseins einhergehen können, haben Menschen zu allen Zeiten versucht, derartige Zustandsänderungen mit der Einflußnahme anderer Personen oder fremder Wesenheiten in Zusammenhang zu bringen.
Im buddhistischen Kulturkreis spielen konzentrative Bewegungs-, Haltungs- und Atemübungen eine große Rolle auf dem Wege zu Selbstbeherrschung und Selbstverwirklichung. Diese als Yoga bekannten Übungen unterscheiden sich durch zahlreiche Übungs- und Vorstellungsweisen.
Eine der bekannteren Formen ist das Kundalini-Yoga. Hierbei wird von der Vorstellung ausgegangen, daß die große Lebenskraft als eine Schlange mit Namen Kundalini im Raum des kleinen Beckens schläft. Mit der automatischen und unbewußt bleibenden, wer weiß wie oft gestörten Atmung kann sie nicht erreicht werden. Wer aber konzentriert und regelmäßig übend sein Bewußtsein der Atmung zuwendet, der kann zu dem Erlebnis gelangen, daß jene Schlange erwacht und sich vom Steißbein her als Symbol der Einatmung längs der Wirbelsäule aufrich-

tet, um mit der Zeit mit ihrem Kopf immer höher gelegene Zentren (Shakras) zu erreichen. Dabei macht der Übende im Zuge eines krisenreichen Reifungsprozesses eine Reihe von Wandlungen durch, die ihn selbstbewußter und beherrschter machen und ihn im Sinne der Selbstverwirklichung stärker in die Gegenwart hereinführen. Bei dieser Art von Übungen, die sich auch der Selbsthypnose bedienen, sind Anleitung und laufende Überprüfung durch einen auf diesem Gebiet Erfahrenen unerläßlich.

Die Übungen, die im folgenden beschrieben werden, sind dagegen so ausgewählt, daß sie von jedem, der alle Ausführungen bis hierher aufmerksam gelesen hat, ohne Schaden ausgeführt werden können. Denn der aufmerksame Leser hat an den Erlebnissen des Aufatmens, des Gähnens und des Hauchens schon teilgenommen und dabei ausprobiert, wie behutsam alle Atemübungen gemacht werden müssen. Alles Gewaltsame, alles Übertreiben- oder Erzwingen-Wollen ist von Übel und vertreibt die Heilkraft aus dem Atem. Alles einfühlsame, zärtlich-liebevolle und geduldige Vorgehen wird dem Übenden Hilfe bringen. Der Atem erschließt uns seine Heilkraft in dem Maße, in dem wir sie dankbar und bescheiden entgegennehmen.

Die Atemübungen

Was jeder vor den Übungen beachten sollte! Wenn Sie die eine oder andere der Atemübungen selbst anwenden möchten, dann ist es besonders vorteilhaft, sich dazu an einen Platz zu begeben, an dem Sie nicht gleich wieder gestört werden können. Das soll nicht heißen, daß Sie für die einzelnen Übungen viel Zeit brauchen. Sie sollten sich nur so einrichten, daß Sie für die Dauer Ihrer Übungen möglichst ungestört bleiben.

Eine wichtige Voraussetzung für jede Übung ist, daß Sie mit sich geduldig bleiben und nicht etwa demonstrativ Luft holen, so als wollten Sie gleich einen Ballon aufblasen. Es gilt, immer wieder abzuwarten. Achten Sie auch darauf, daß Sie Einatemgeräusche in der Nase vermeiden. Wenn Einatemgeräusche auftreten, ist dies ein Zeichen dafür, daß Sie dem natürlichen Einatemimpuls vorgegriffen haben.

Die Ausatmung darf dagegen hörbar gemacht werden. Sie können beispielsweise mit einem gesprochenen »pf« oder mit einem Brummton ausatmen. Dadurch vermeiden Sie es, die Luft anzuhalten. Achten Sie darauf, daß die Ausatmung nicht mit dem »pf« oder dem Ton endet, sondern immer ein wenig darüber hinausreicht. Beachten Sie außerdem während jeder Atemübung die zum Atemrhythmus gehörende Pause. Ehe Sie eine Übung wiederholen, ist es ratsam, daß Sie sich darüber hinaus jeweils eine kleine bewußte Ruhepause gönnen.

Warten Sie mit dem Weiterüben, wenn Sie den Impuls zu einem tieferen Atemzug, zu einem »Aufatmen«, bemerken. Ein solches Aufatmen hat immer Vorrang. Lassen Sie es geschehen, und bedanken Sie sich bei dem sich darin regenden Leben. Wenn sich ein Gähnen einstellt, gilt das gleiche. Das Gähnen ist bei jeder Gesundheitsstörung eine der wichtigsten hilfreichen Atemübungen. Es verschafft dem ermüdeten Körper neuen Sauerstoff, ent-

spannt und erfrischt zugleich. Beim Gähnen dürfen auch die Augen tränen und die Nase darf anfangen zu laufen. Bei Partnerübungen lassen Sie einander gegenseitig genügend Raum. Jeder Mensch hat seinen eigenen Atemrhythmus und reagiert auf jede Übung in ganz persönlicher Weise. Versuchen Sie nicht, über die Atemzüge des anderen zu bestimmen, sondern versuchen Sie sich in den Rhythmus des Partners einzufühlen, ohne sich selbst darüber zu vergessen.
Je nach Ihrem augenblicklichen Atem- und Spannungszustand werden Sie an verschiedenen Tagen unterschiedlich auf die Übungen reagieren. Das ist gut so und kein schlechtes Zeichen. Legen Sie sich vorher nicht auf eine bestimmte Übungsdauer fest, sondern üben Sie, solange Sie Lust dazu haben. Schließlich beherzigen Sie bei allem Üben, daß jede grundlegende Änderung unseres Befindens eine Änderung unseres Lebensstils voraussetzt, Atemübungen sind ein wichtiger Schlüssel zu unserer Selbstverwirklichung. Sie bleiben jedoch dann wirkungslos, wenn wir die durch sie erzielte Befreiung und Erweiterung unseres Selbstbewußtseins nicht in unseren Alltag einbringen und dadurch alle unsere Handlungsweisen ändern.
Wer sein eigener Freund wird, der geht fortan in allen Punkten anders und bewußter mit sich und mit der Umwelt um.

Benutzen Sie die Übungen nicht dazu, um sich selbst zu tyrannisieren, sondern dazu, um Ihr Verhältnis zu sich zu verbessern. Dann werden Sie durch die Übungen ausgeruhter, fröhlicher, gesünder und umgänglicher werden.

Erste Übung

Stellen Sie sich mit parallel zueinander gestellten Füßen locker hin. Die Füße sind etwa einen Fuß breit voneinander entfernt. Das Körpergewicht ist gleichmäßig auf beide Füße verteilt. Dann wippen Sie einige Male von den Fersen auf die Zehenspitzen und bleiben schließlich eine Weile auf den Zehenspitzen stehen. Der Körper bleibt dabei locker aufgerichtet und wird nicht unnötig angespannt. Nur wenn Sie nicht die Luft anhalten und die Atmung ganz frei weiterströmen lassen, wird es Ihnen gelingen, eine Weile ruhig auf den Zehenspitzen stehen zu bleiben. Dann lassen Sie die Fersen besonders langsam und bedächtig wieder auf den Boden absinken, bis Sie wieder bequem auf Ihren Fußsohlen stehen. Jetzt wird sich ein tieferer Atemzug einstellen, den Sie sich mit Behagen gönnen dürfen.

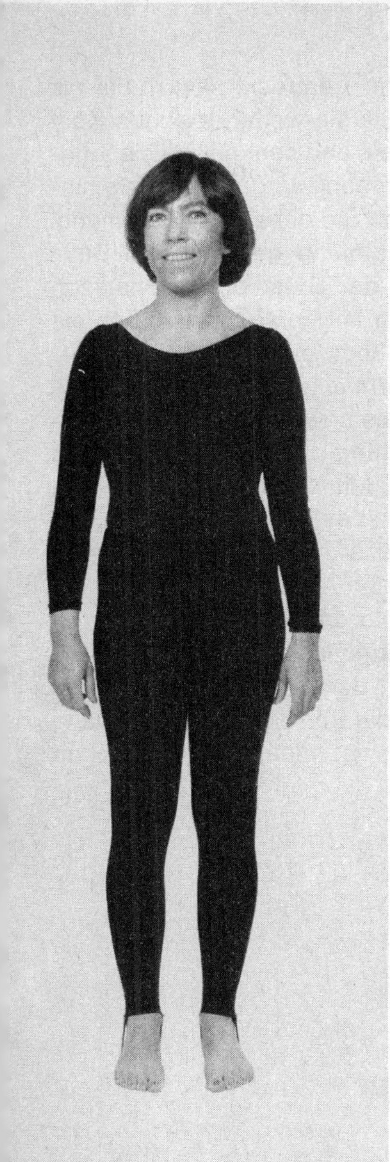

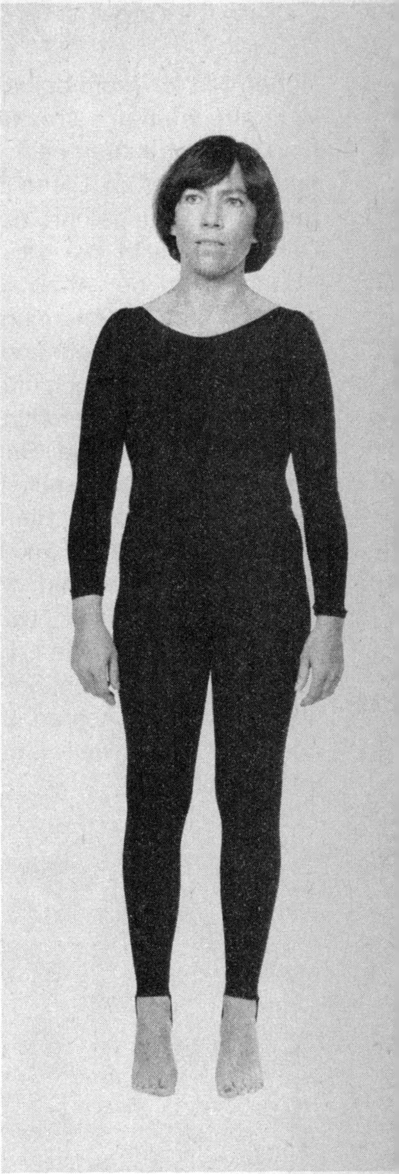

Zweite Übung

Heben Sie langsam beide Arme gestreckt seitlich bis zur Waagerechten an, strecken Sie sie weiter über den Kopf bis zur Senkrechten nach oben, und senken Sie sie langsam (!) wieder ab. Diese Bewegung wird einige Male hintereinander ausgeführt. Achten Sie dabei auf die Atmung. Der Mund bleibt bei der Einatmung geschlossen. Beim Hochnehmen der Arme wird der Brustkorb mechanisch gedehnt und die Einatmung strömt geräuschlos durch die Nase in die sich dehnende Lunge ein.
Wenn Sie diese Übung ein paarmal wiederholt haben, wird Ihnen Ihr eigener Atemrhythmus bewußter werden. Versuchen Sie dann, die Bewegung Ihrer Arme an Ihren Atemrhythmus anzuschließen. Mit der Einatmung werden die Arme angehoben. Hierbei ist es besonders wichtig, an das Zwerchfell zu denken, das sich dabei gleichzeitig anspannt und absenkt. Mit der Ausatmung werden die Arme wieder gesenkt, während das Zwerchfell steigt. In der Atempause hängen die Arme locker neben dem Körper. Beim langsamen Senken der Arme können Sie auf »pf« ausatmen. Achten Sie darauf, daß die Ausatmung noch ein wenig weiterströmt, nachdem das »pf« schon verstummt ist.

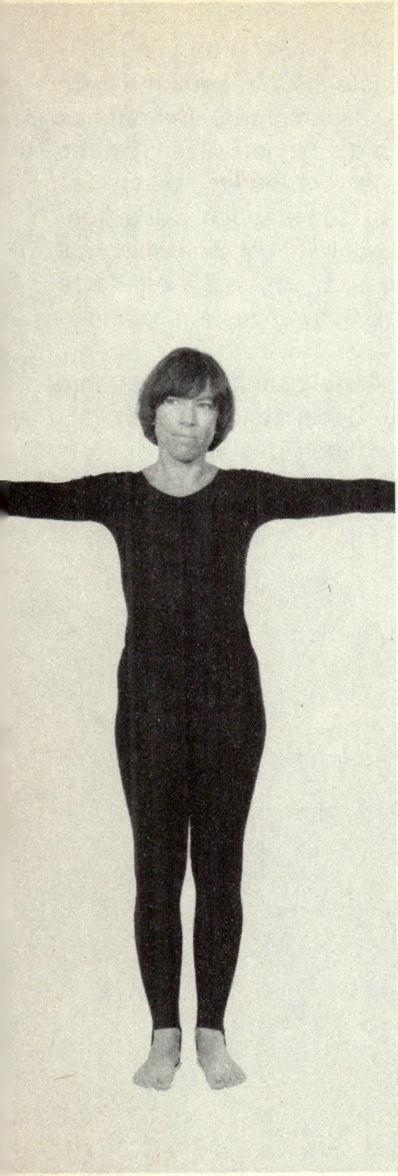

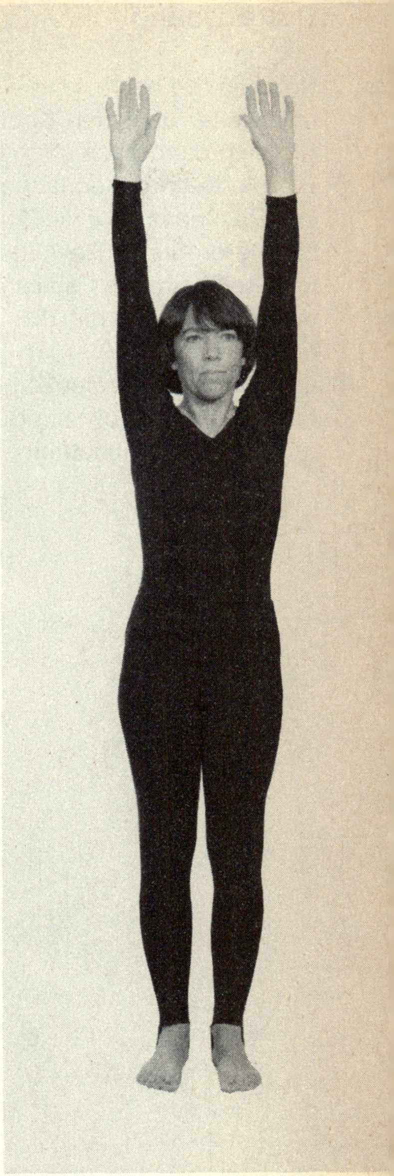

Dritte Übung

Nehmen Sie beide Arme seitlich in die Waagerechte hoch und weiter über den Kopf zur Senkrechten, und dehnen Sie sich dann nach oben bis in die Fingerspitzen. Führen Sie die Dehnung so lange weiter, bis Sie sich durch dieses Recken bis auf die Zehenspitzen erheben. Dabei konzentrieren Sie Ihr Bewußtsein während der Einatmung auf Ihr Steißbein, und stellen Sie sich vor, wie eine Katze diese Bewegung mit Hilfe ihres Schwanzes ausbalancieren würde.
Beim langsamen Senken der Arme lassen Sie auch Ihre Fersen wieder auf dem Boden. Dabei atmen Sie auf »pf« aus. Und Ihre Ausatmung überdauert das »pf«.

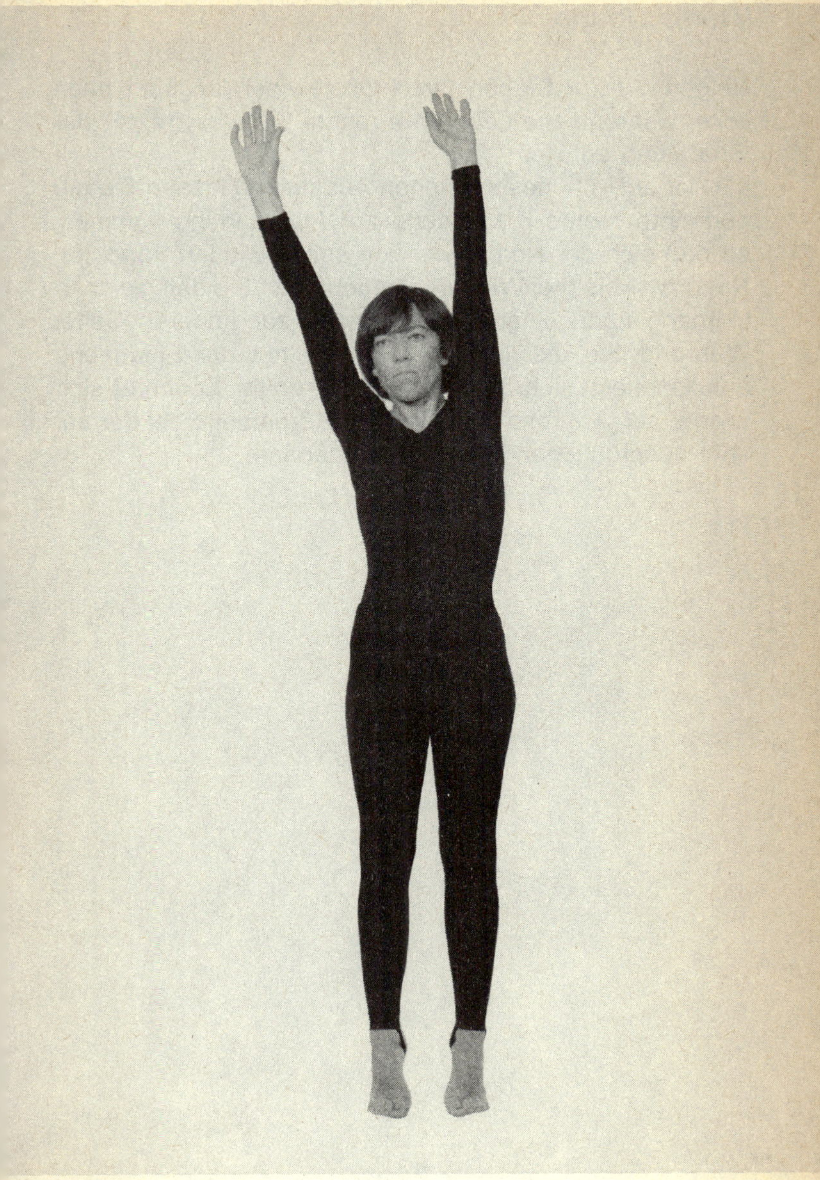

Vierte Übung

Neigen Sie im Stehen Ihren Oberkörper langsam nach links, während Sie dabei ihre rechte Körperseite mit der Einatmung anfüllen.
Mit der auf »pf« gesprochenen Ausatmung lassen Sie die gedehnte rechte Körperseite zur Abspannung kommen, so daß sich der Körper wie von selbst wieder aufrichtet.
Nach zwei bis drei Wiederholungen üben Sie den gleichen Vorgang nach einer kleinen Pause zur anderen Seite: Während Sie die linke Körperseite mit der Einatmung anfüllen, neigt sich der Körper nach rechts. Er richtet sich wieder auf, während sich die linke Körperseite bei der auf »pf« gesprochenen Ausatmung abspannt.

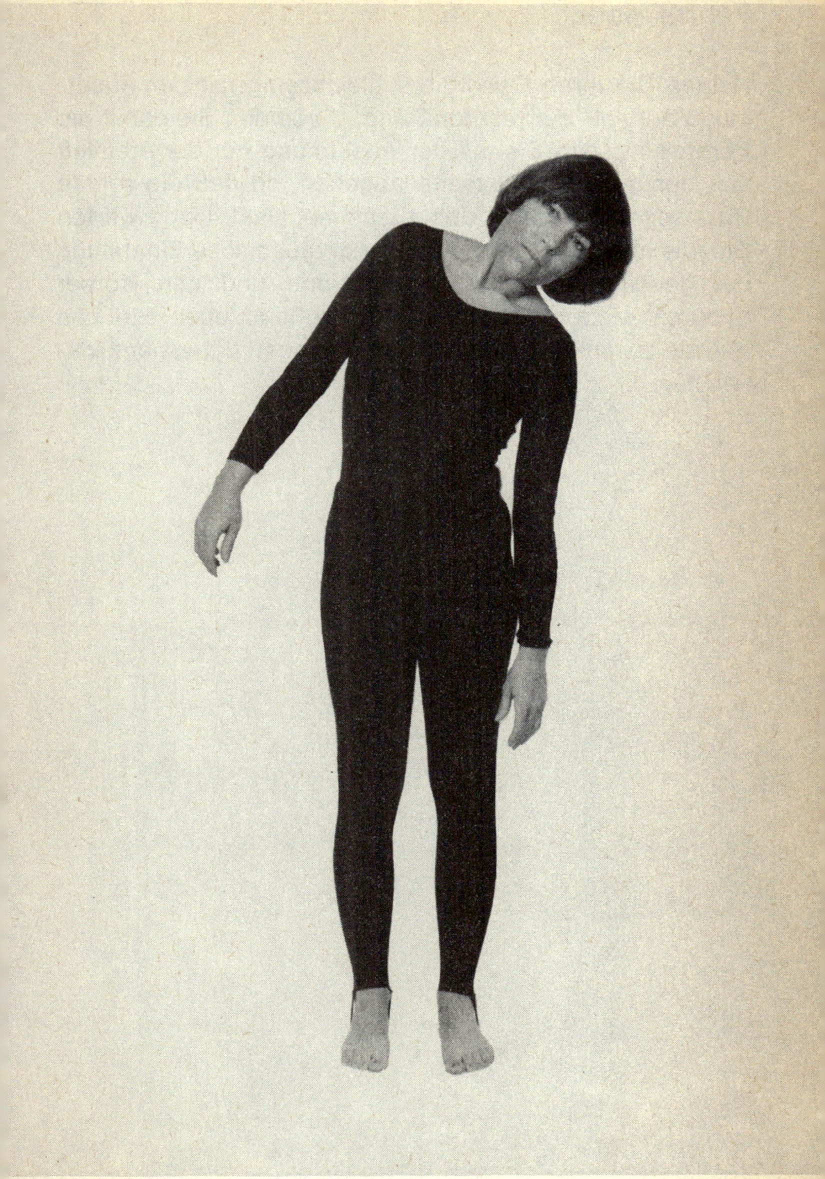

Fünfte Übung

Neigen Sie Ihren Oberkörper gleichzeitig mit der Ausatmung auf »pf« zur rechten Seite. Verbinden Sie damit die Vorstellung, daß Sie mit der Ausatmung nur die Atemluft aus der rechten Brustseite abgeben, so daß die rechte Brustseite förmlich in sich zusammensinkt. Dann warten Sie, bis nach der Atempause die geräuschlose Einatmung bei geschlossenem Mund einströmt und den Körper dadurch wieder aufrichtet. Anschließend üben Sie das gleiche zur linken Seite. Die Arme hängen dabei ganz lokker herab.

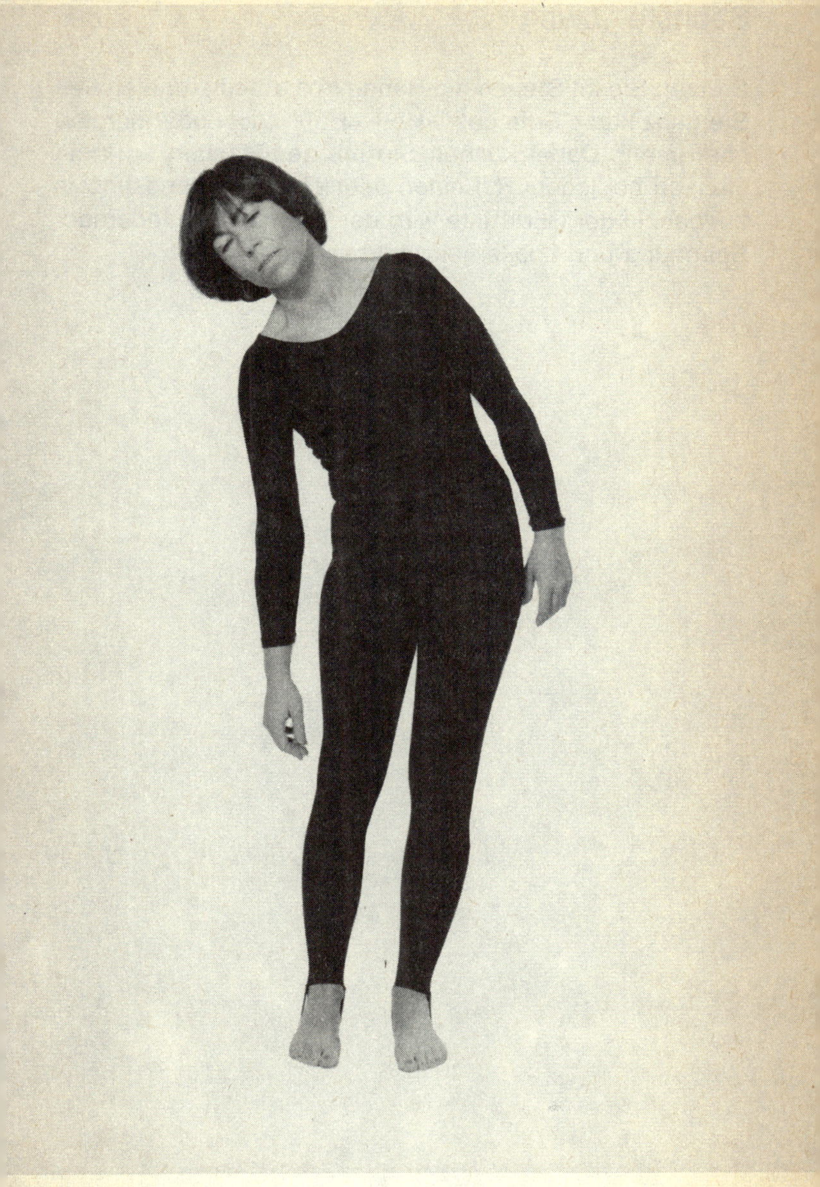

Sechste Übung

Stützen Sie im Stehen die Hände in die Seite, und stoßen Sie ganz kurze Rufe aus: »Ho!« »Ha!« »Au!« oder dergleichen mehr. Dabei können Sie mit den Händen an Ihren Flanken bei jedem Ruf einen deutlichen Dehnungsimpuls erleben. In der Gürtellinie wird der Wechsel von federnder Spannung und Lockerheit spürbar.

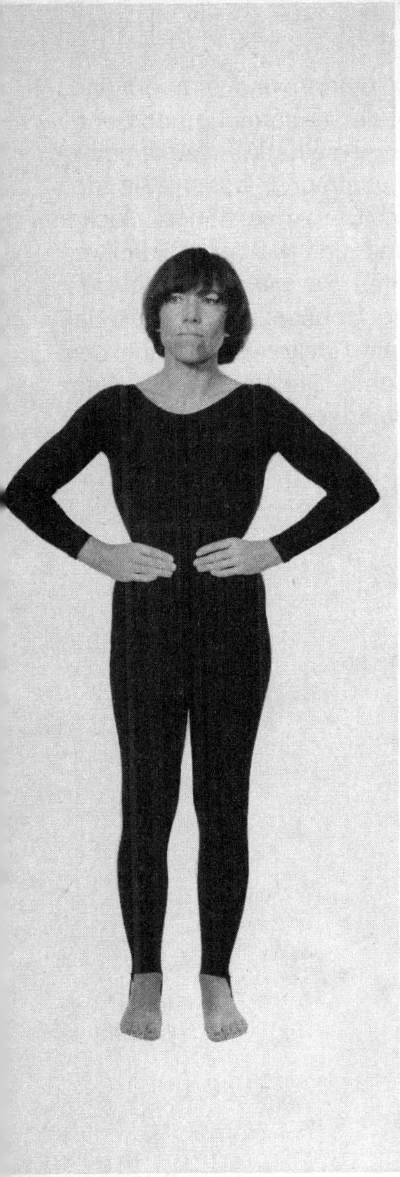

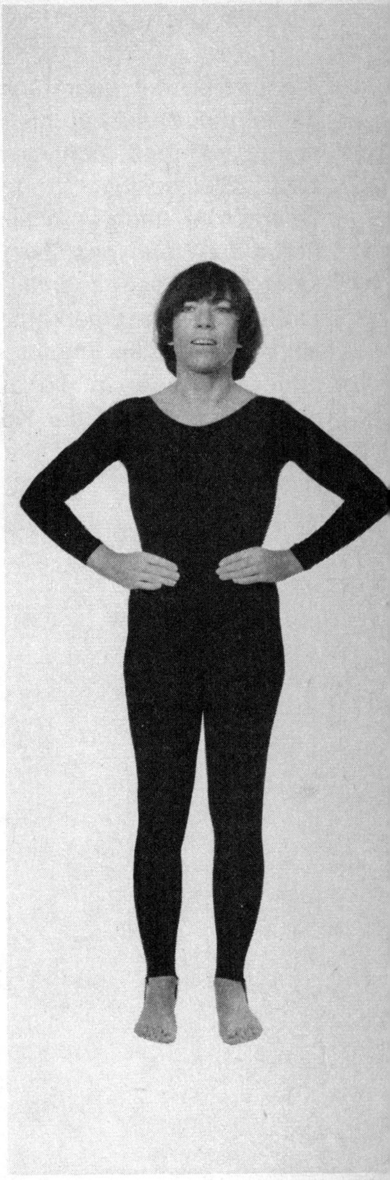

Siebte Übung

Sie stehen mit gegrätschten Beinen und erinnern sich daran, daß das Zwerchfell bei der Ausatmung nach oben steigt, während sich die Lunge selbsttätig zusammenzieht. Gleichzeitig mit der Ausatmung lassen Sie den Oberkörper nach vorn sinken. Die Arme hängen locker herunter. Wenn das Zwerchfell sich wieder zusammenzieht und dabei absenkt, richten Sie gleichzeitig mit der Einatmung den Oberkörper so langsam wieder auf, daß sich dabei für Ihr Empfinden ein Rückenwirbel nach dem anderen wieder in die aufrechte Stellung bringt. Ganz zuletzt erst kommt der Kopf wieder in die alte Lage.

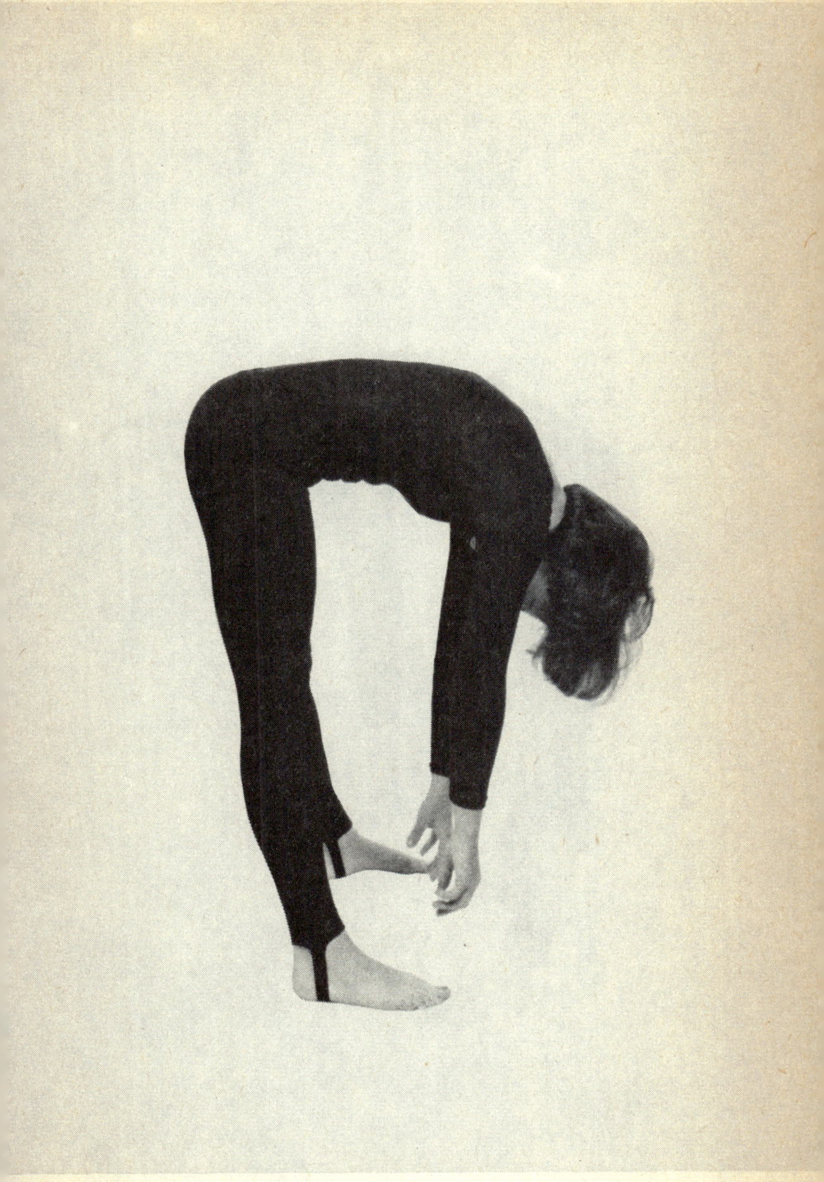

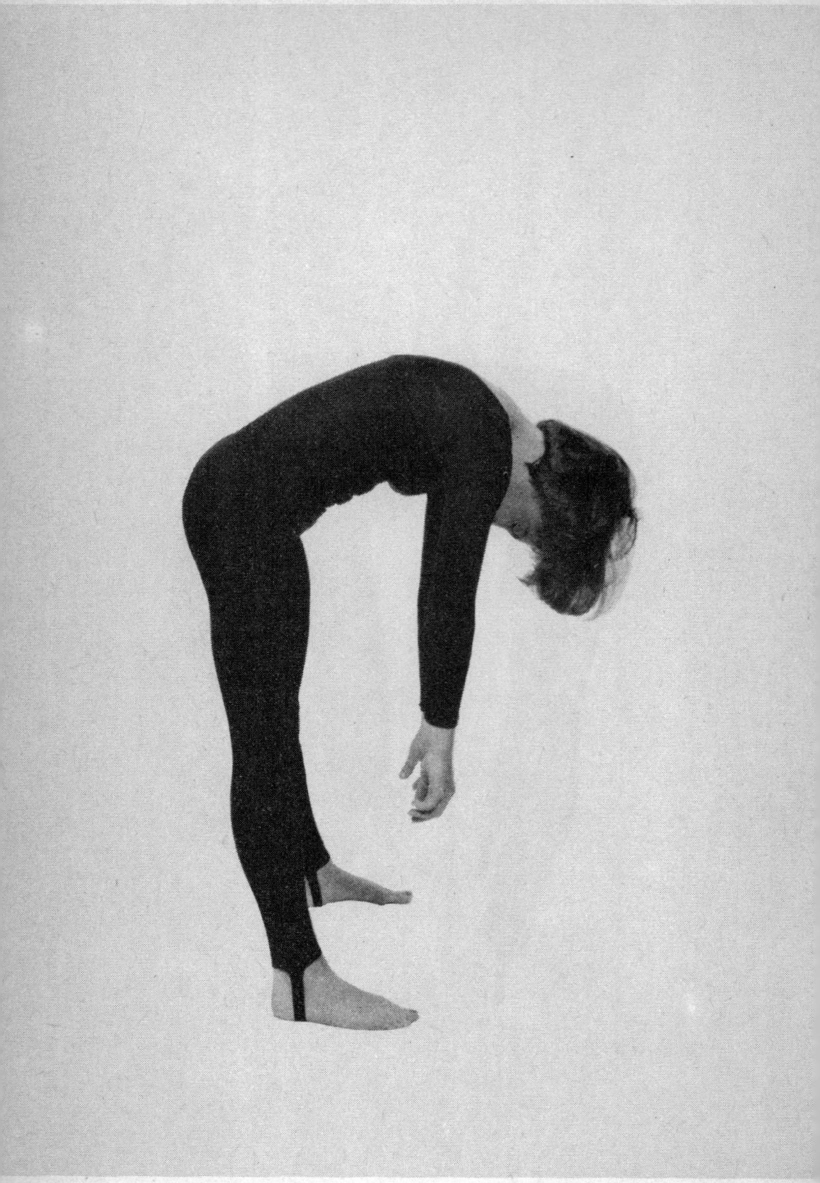

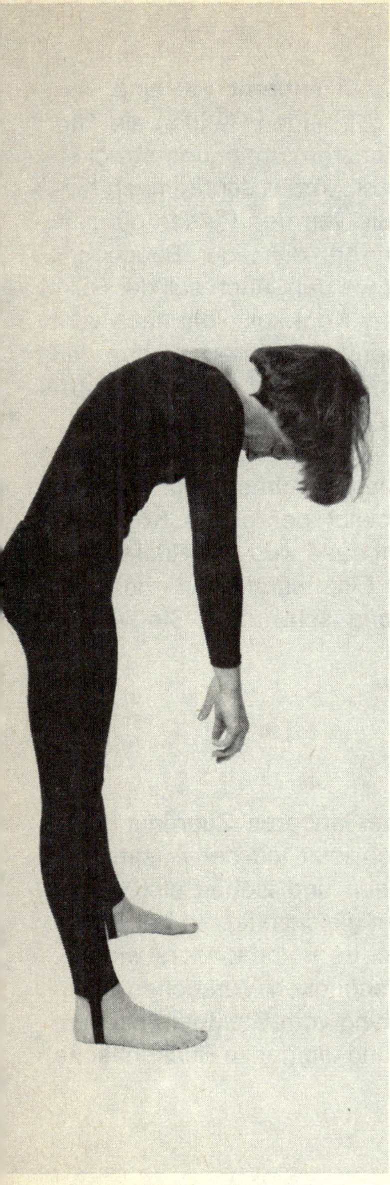

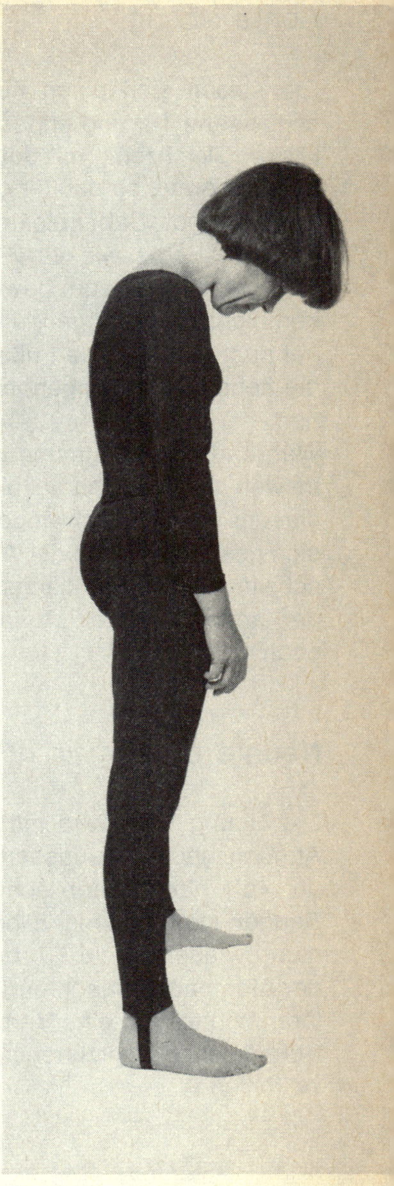

Achte Übung

Sie stellen sich einen Fuß breit entfernt vor eine verschlossene Tür und erfassen mit beiden Händen die Türklinke. Gleichzeitig mit der nächsten Einatmung strecken Sie Ihre Arme, so daß Ihr ganzer Körper schräg nach hinten schwingt. Dabei bleiben Sie von den Fersen bis zum Kopf gestreckt wie ein Plättbrett, d. h., der Bauch soll dabei nicht nach vorn gewölbt werden. Auch soll der Rükken nicht durchhängen, und der Kopf soll nicht nach vorn gebeugt werden. Die Fußsohlen bleiben dabei, ohne daß die Zehenspitzen angehoben werden, auf dem Boden stehen.

Während der Ausatmung auf »pf« ziehen Sie sich wieder so weit an die Tür heran, bis Sie aufrecht stehen. Auch bei diesem Vorwärtsschwingen bleibt der ganze Körper in sich gestreckt. Nach der Atempause wird das Rückwärtsschwingen mit der nächsten Einatmung wiederholt. Mit der anschließenden Ausatmung schwingen Sie wieder nach vorn.

Neunte Übung

Die Übung Nr. 8 wird mit einer anderen Zuordnung zur Atmung geübt. Sie lassen sich jetzt mit der Ausatmung auf »pf« nach hinten schwingen und ziehen sich durch Beugen Ihrer Arme im Ellbogen gleichzeitig mit der Einatmung wieder an die Tür heran. Es ist besonders wichtig, der Atempause Beachtung zu schenken. Versuchen Sie in Ihrer Vorstellung eine Verbindung vom Steißbein bis zum Schädeldach wahrzunehmen und die ganze Rückenfläche zu fühlen.

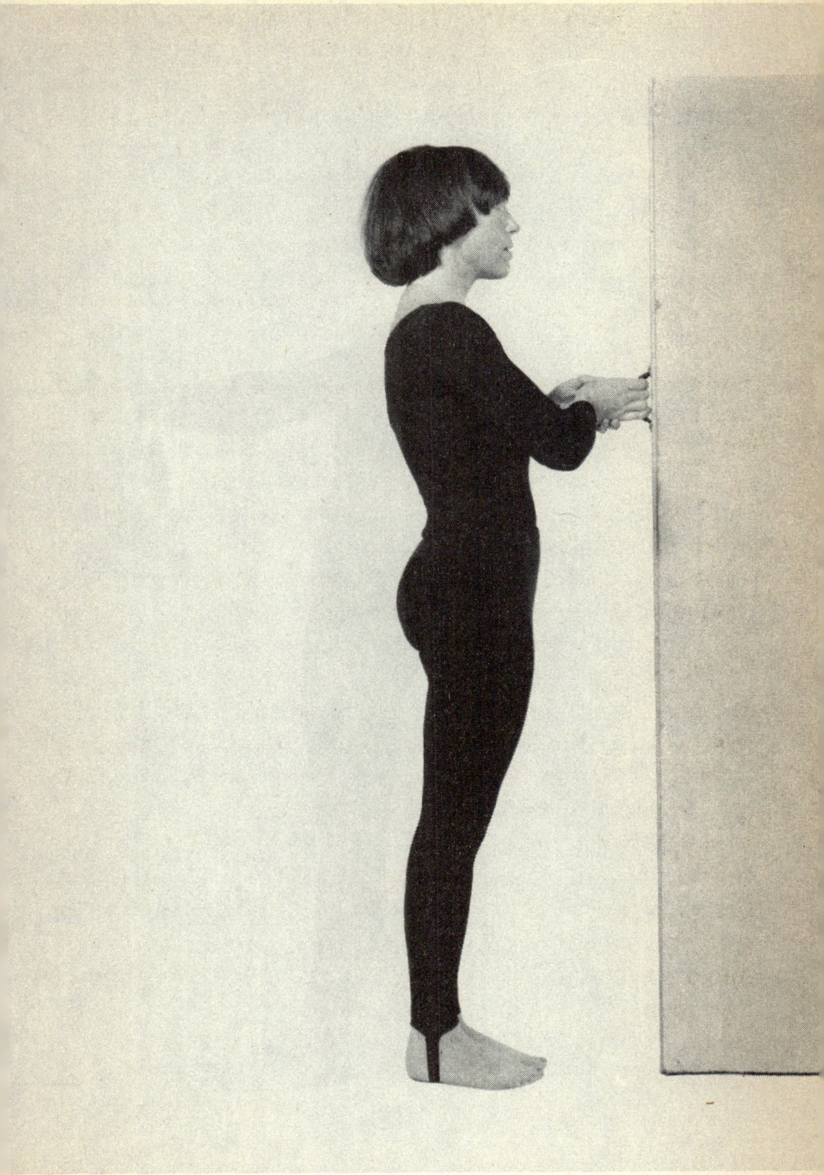

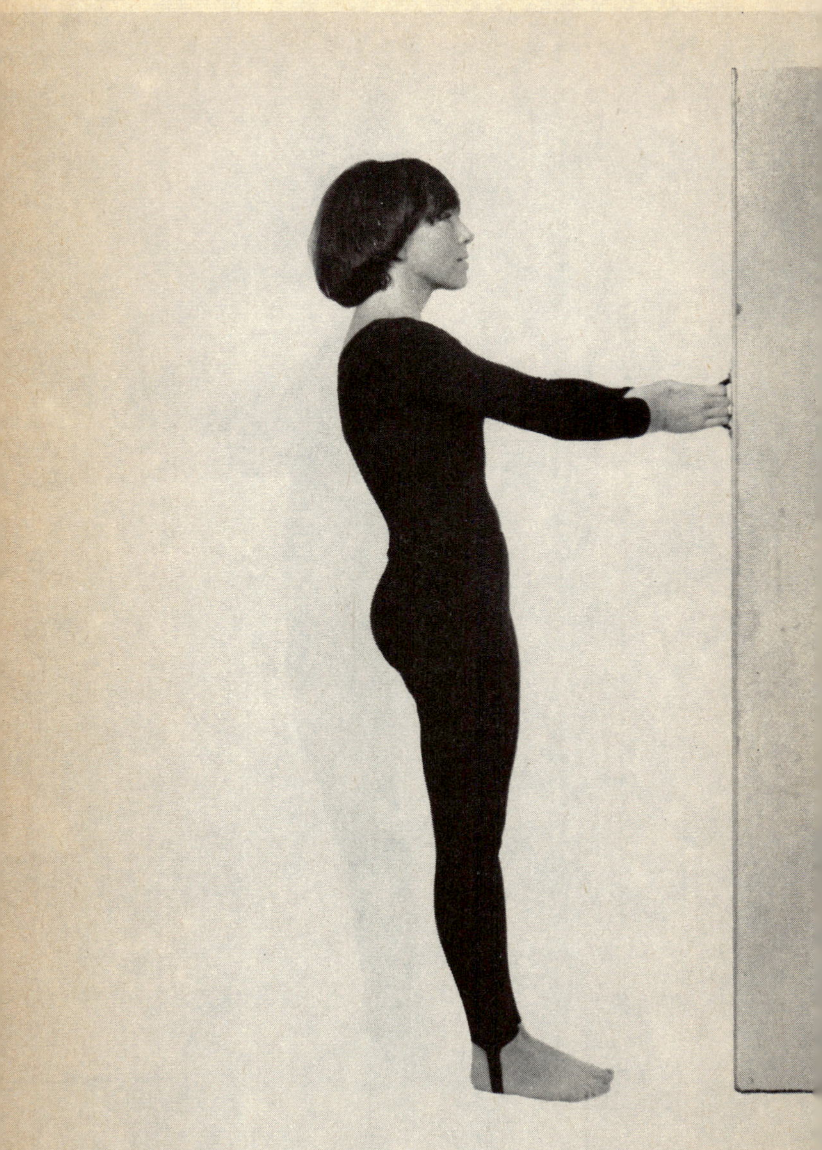

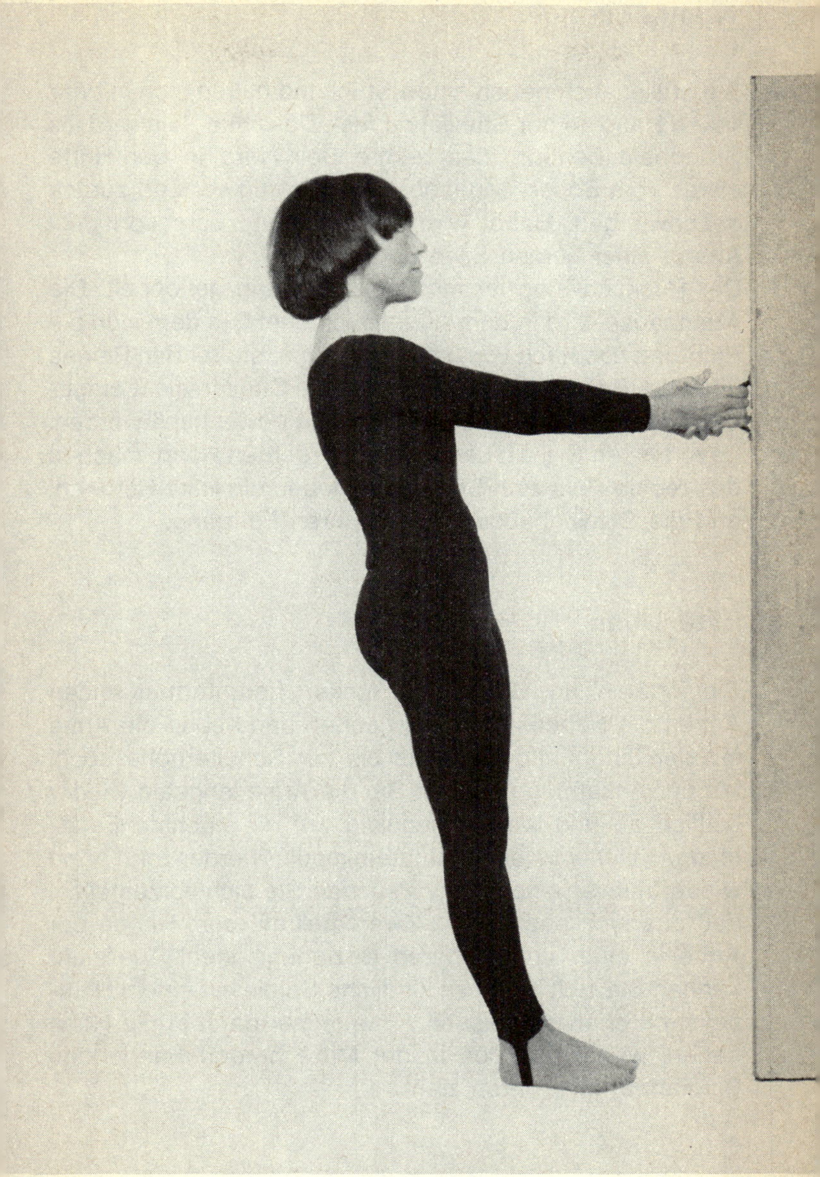

Zehnte Übung

Sie stellen sich neben einen Stuhl und halten sich mit der linken Hand an der Stuhllehne fest. Das linke Bein wird als Standbein benützt, das rechte Bein wird in der Hüfte etwas vom Boden abgehoben und kräftig vor und zurück geschwungen. Dabei wird der Schwung vorn von dem Ausruf einer kurzen Silbe begleitet.
Der Rückschwung ist mit der Einatmung gekoppelt. Die Atempause wird in dem Augenblick erlebt, in dem sich die Richtung des nach vorn schwingenden, stoßenden Beines umkehrt. Beim Rückschwung wird die Stimme nicht eingesetzt. Nach einer Weile soll die Seite gewechselt werden. Dazu fassen Sie die Lehne mit der rechten Hand, machen das rechte Bein zum Standbein, heben die linke Hüfte an, und die Schwingeübung nimmt ihren Fortgang.

Elfte Übung

Sie drehen im Sitzen mit locker herunterhängenden Armen die Handflächen nach außen und heben die Arme mit der Einatmung seitwärts bis zur Schulterhöhe hoch. Mit der Ausatmung senken Sie die Arme langsam wieder seitlich ab und warten geduldig auf die nächste Einatmung. Mit dem neuen Einatemimpuls werden die Arme wieder aufwärts geführt. Versuchen Sie sich vorzustellen, daß das sich absinkende Zwerchfell mit dem Heben der Arme in einer unmittelbaren Beziehung steht. Vielleicht können Sie sich dabei an kindliche Spiele mit einem Hampelmann erinnern, dessen Arme immer dann in die Höhe gehen, wenn man den in der Mitte herunterhängenden Bindfaden nach unten zieht.

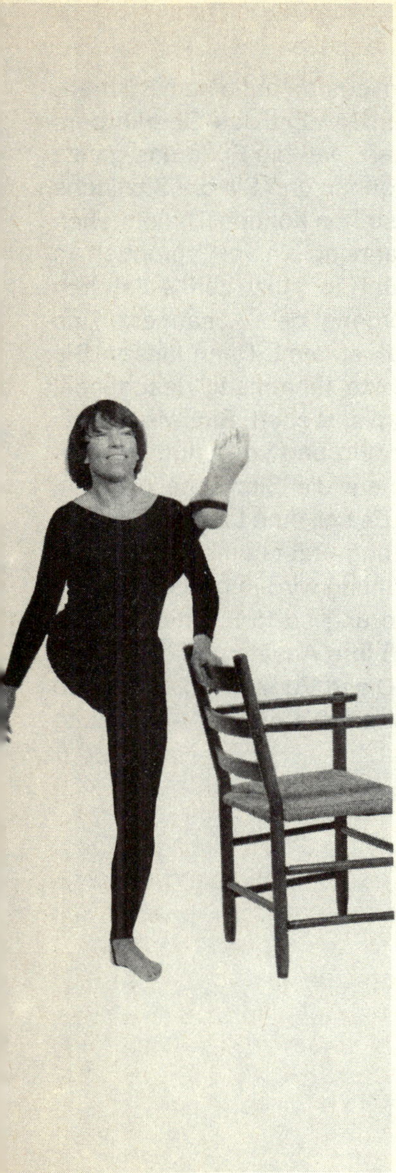

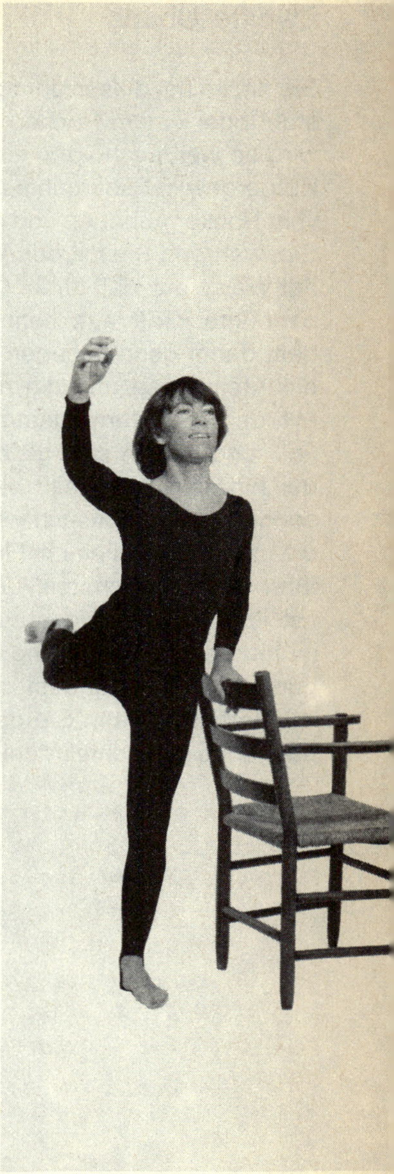

Zwölfte Übung

Sie sitzen bei dieser Übung am besten auf einem Küchenstuhl oder einem Hocker. Das Gewicht des Oberkörpers wird so weit nach vorn verlagert, daß die Füße das ganze Körpergewicht übernehmen können und Sie die Sitzfläche vom Hocker abheben und aufstehen können. Dann stehen Sie, während Sie mit der Ausatmung ein »pf« sprechen, in der Weise auf, daß für Ihr Gefühl die ganze zum Aufstehen benötigte Kraft aus dem Vorgang des Ausatmens und dem dabei gesprochenen »pf« stammt. Dann lassen Sie die Atempause und die nächste Einatmung geschehen. Mit der nächsten Ausatmung sprechen Sie wieder ein »pf« und setzen sich gleichmäßig und so behutsam wieder hin, daß Ihr Gesäß nicht auf die Sitzfläche plumpst, sondern zart aufgesetzt wird. Es soll eine Landung geben, die man – wie bei einem Flugzeug – fast unmerklich durchführt. Bei der nächsten Ausatmung wird in gleicher Weise mit »pf« wieder aufgestanden und so fort. Entscheidend ist hierbei die Vorstellung, daß Ihre Ausatmung die Bewegungen unmittelbar ausführt. Diese Vorstellung wird Ihnen leichterfallen, wenn Sie dabei an das mit der Ausatmung steigende Zwerchfell denken.

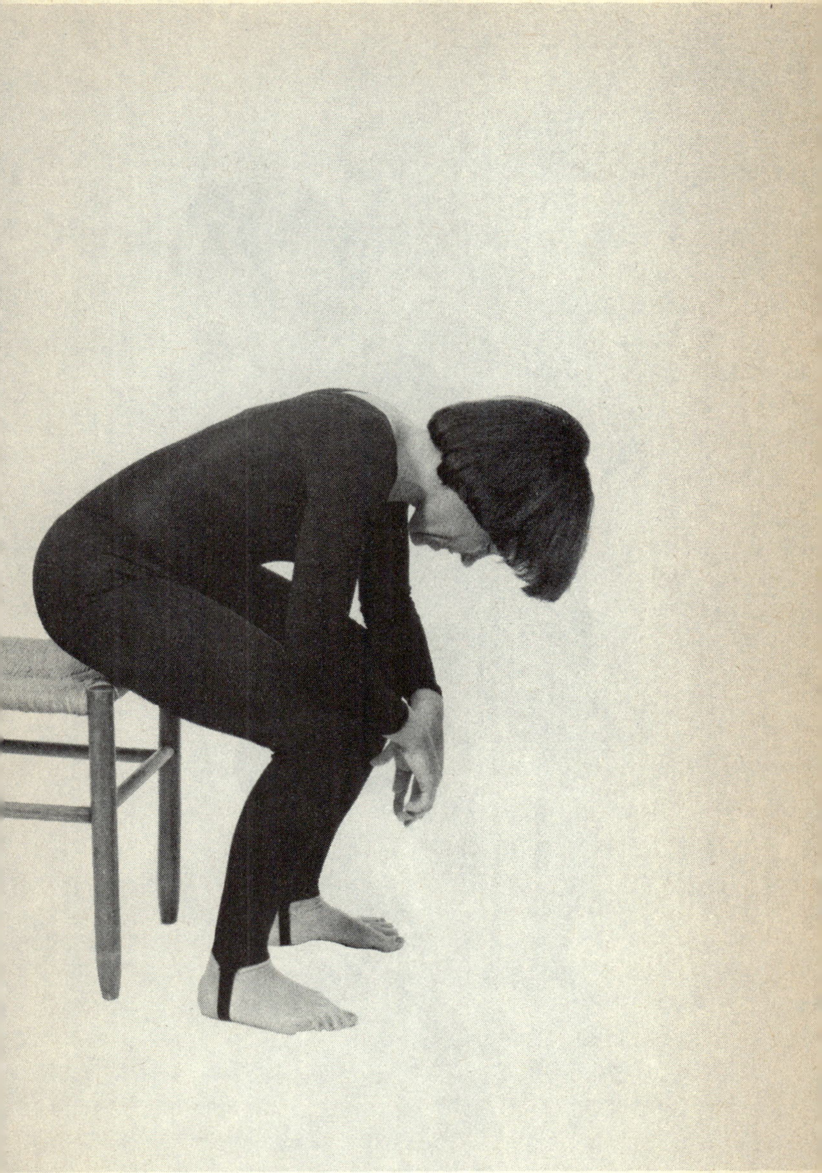

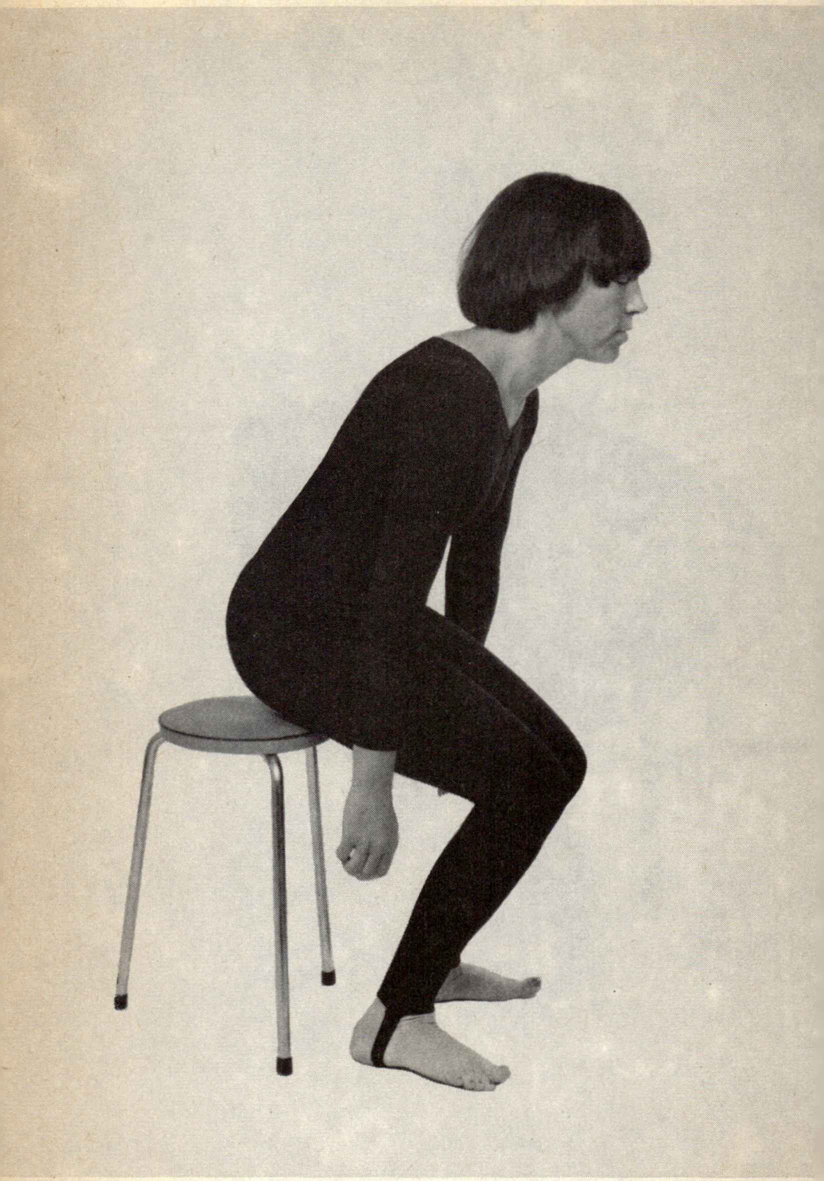

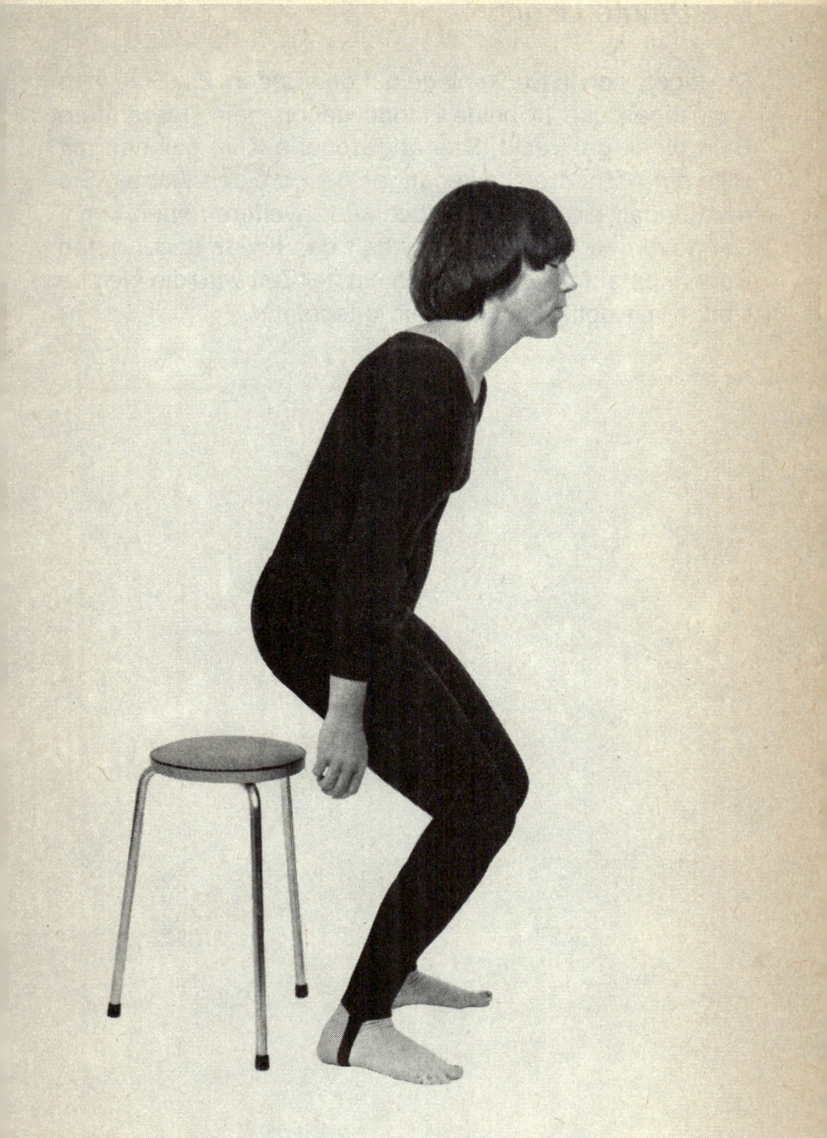

Dreizehnte Übung

Sie legen sich in Rückenlage auf den Boden. Ein Knie wird angezogen und in beide Hände genommen. Das andere Bein bleibt gestreckt. Das angezogene Knie soll nun mit Hilfe der Arme Kreisbewegungen beschreiben. Achten Sie darauf, daß die Atmung unbehindert weiterströmen kann. Dann werden Sie bemerken, daß das Kreuz dabei guten Bodenkontakt bekommt. Nach einiger Zeit wird die gleiche Übung mit dem anderen Bein ausgeführt.

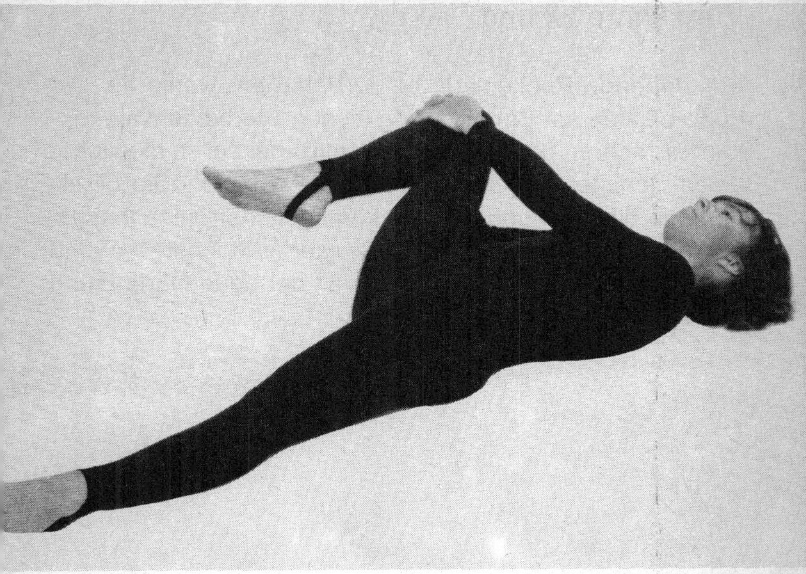

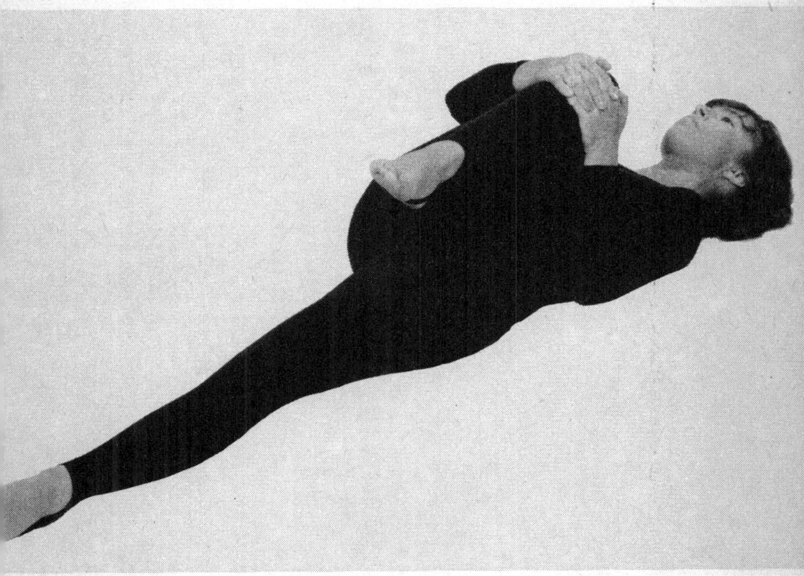

Vierzehnte Übung

Sie ziehen in Rückenlage beide Beine ein wenig an. Die Füße bleiben am Boden. Dann lassen Sie beide Knie lokker zur rechten Seite hinüberfallen. Dabei sollen möglichst beide Schultern auf dem Boden liegenbleiben. Die Einatmung in die Dehnung des Rückens hineinströmen lassen. Mit dem Ausatmen beide Knie wieder hochstellen und nach der Atempause zusammen mit der neuen Einatmung zur andern Seite fallen lassen.

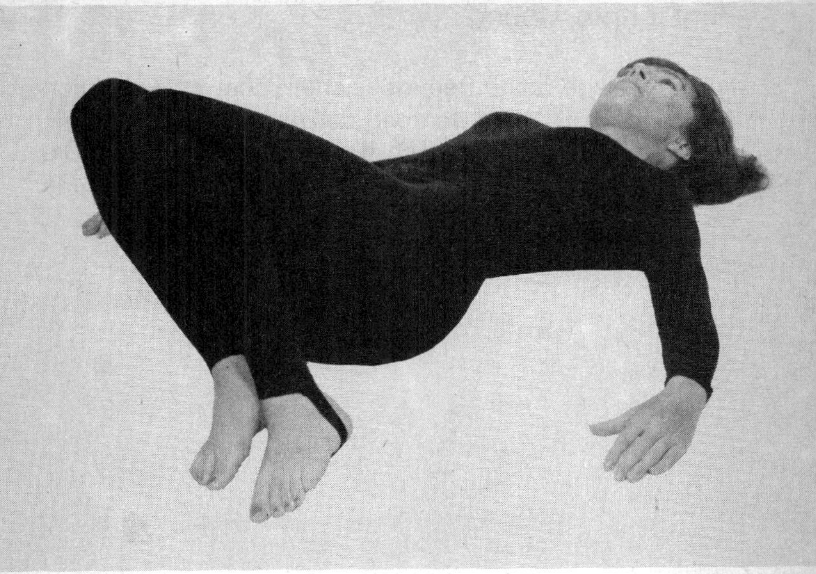

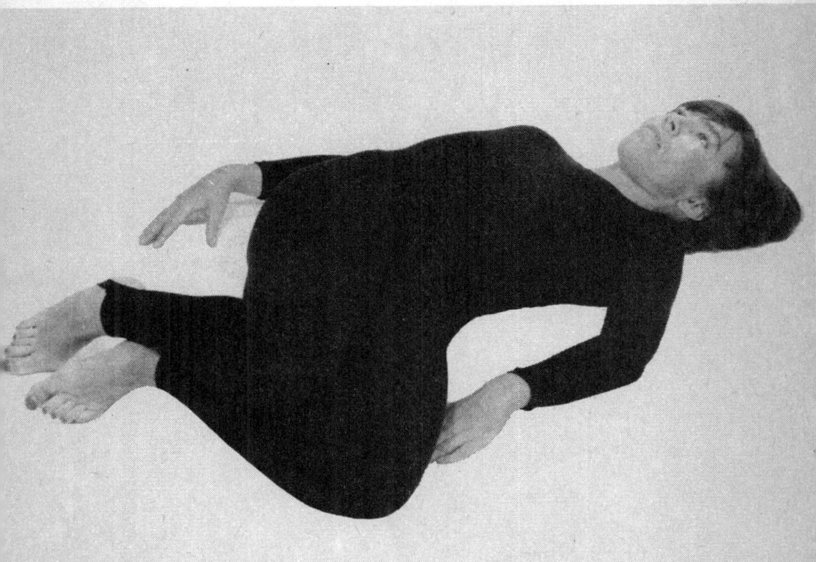

Fünfzehnte Übung

In Rückenlage beide Beine anziehen, über beiden Knien die Hände falten und während der Ausatmung mit einem Brummton ein wenig seitlich hin- und herschaukeln. Die Atempause und die Einatmung in der Ruhestellung geschehen lassen und aufmerksam erleben.

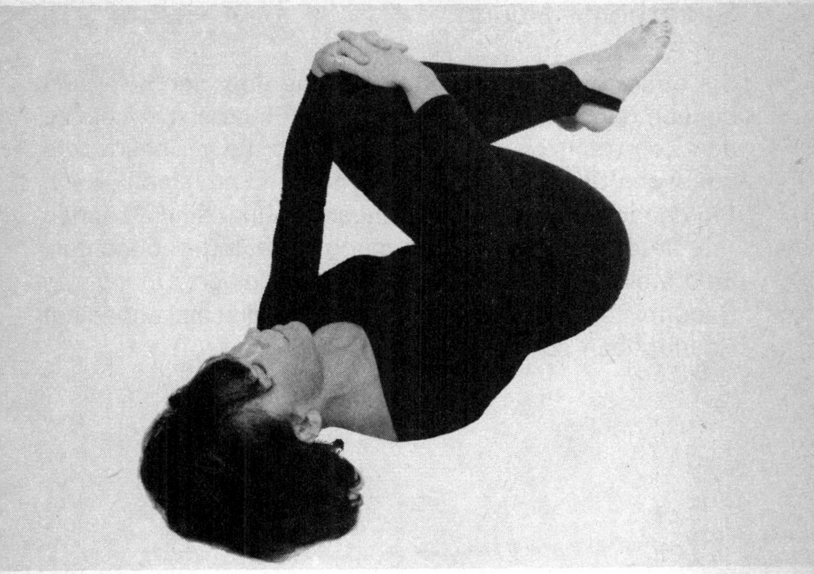

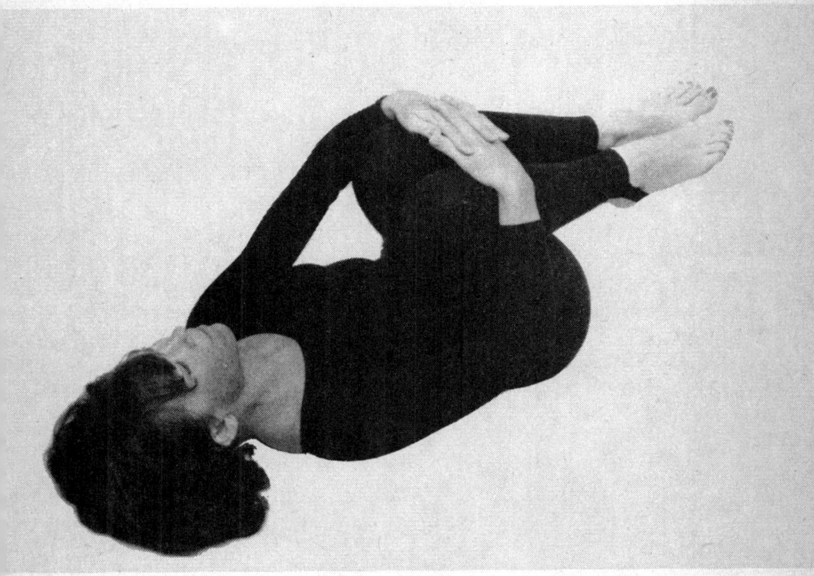

Sechzehnte Übung

Sie strecken in Rückenlage die Arme über den Kopf und dehnen den ganzen Körper von den Fingerspitzen bis zu den Zehenspitzen. Bei diesem Räkeln tut es besonders gut, wenn Sie dabei wohlig stöhnen und brummen. Wenn Sie danach wieder die Ausgangslage einnehmen, können Sie die drei Phasen Ihrer Atmung ungestört beobachten. Bald stellt sich im Zusammenhang mit dieser Übung das Bedürfnis ein zu gähnen, dem Sie auch diesmal unbedingt Raum geben sollten.

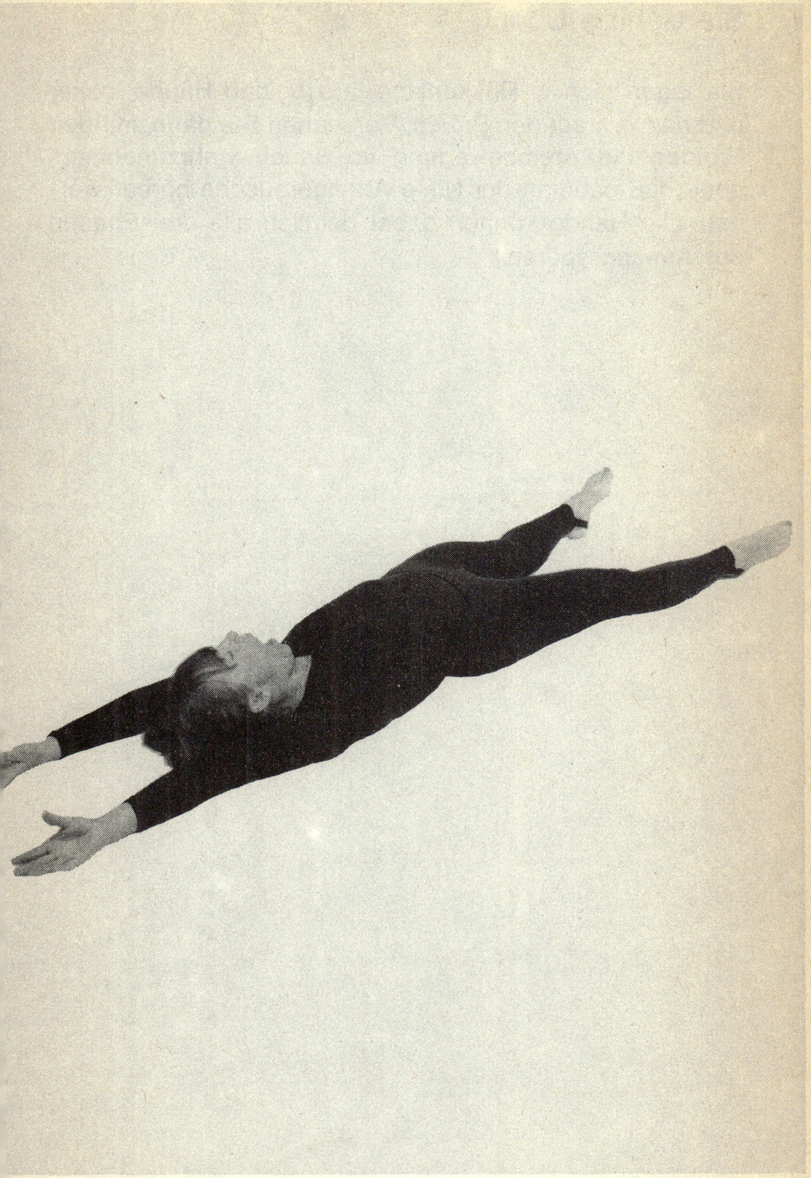

Siebzehnte Übung

Sie legen sich in Rückenlage Ihre beiden Hände locker und bequem auf den Bauch. Versuchen Sie dann, mit den Händen die Atembewegung im Bauch wahrzunehmen, ohne daß dabei in der Nase Atemgeräusche hörbar werden. Die Hände können dabei deutlich alle drei Phasen der Atmung spüren.

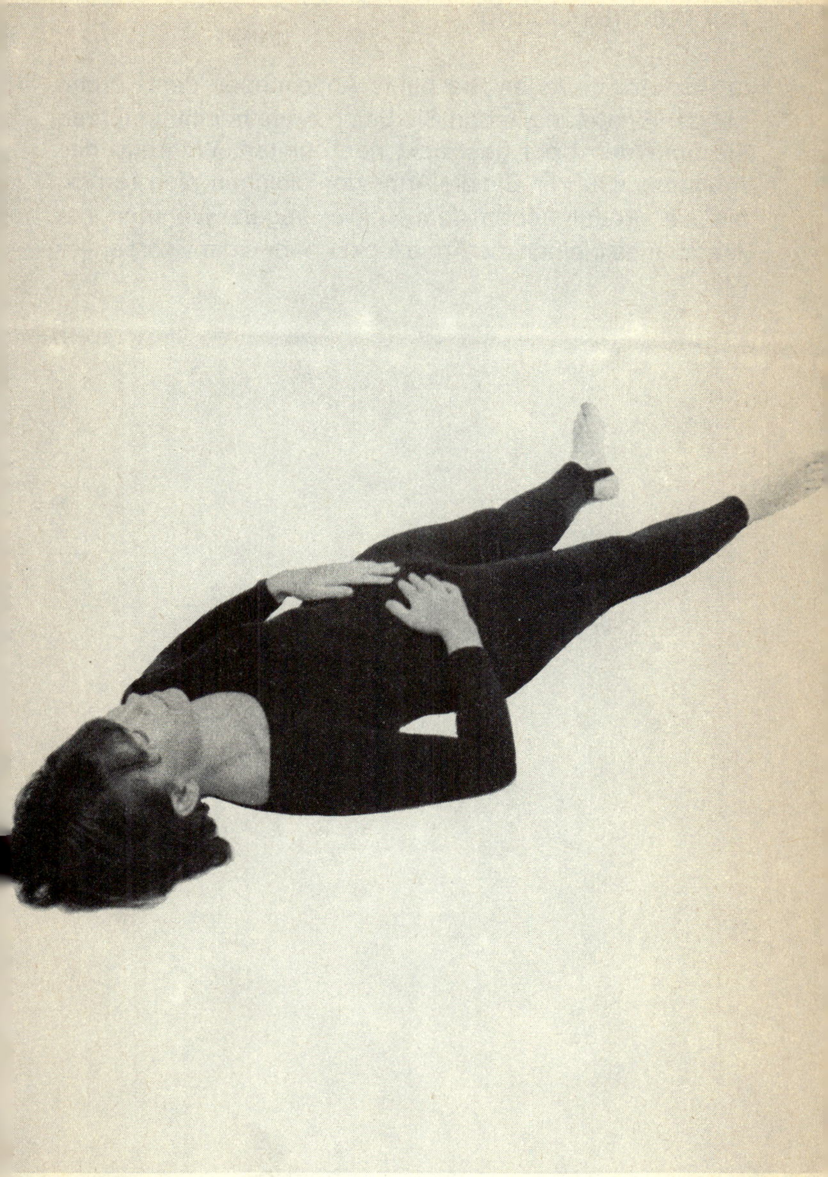

Achtzehnte Übung

In Rückenlage legen Sie beide Arme neben den Körper. Mit der Einatmung heben Sie beide Arme hoch und führen sie über den Kopf gestreckt nach hinten. Während des Ausatmens führen Sie die Arme den gleichen Weg zurück, bis sie wieder neben dem Körper liegen. Während der Atempause bleiben die Arme locker neben dem Körper liegen.

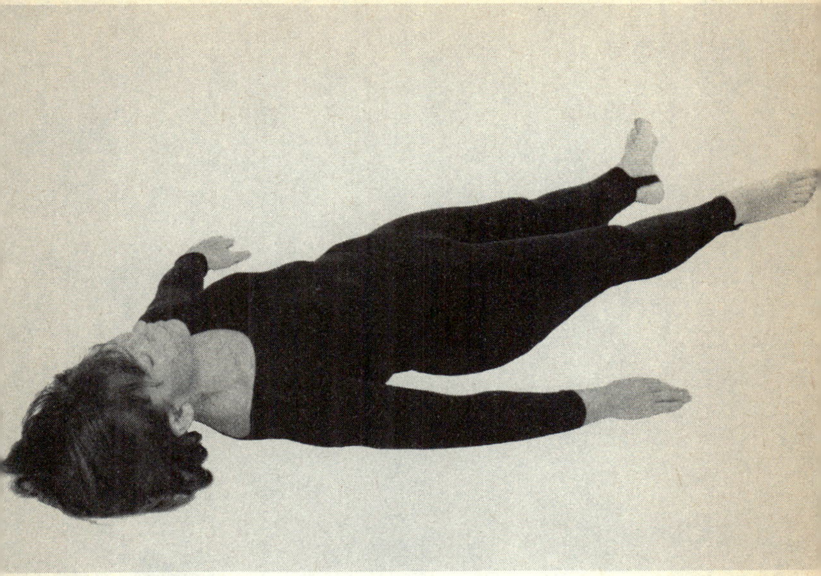

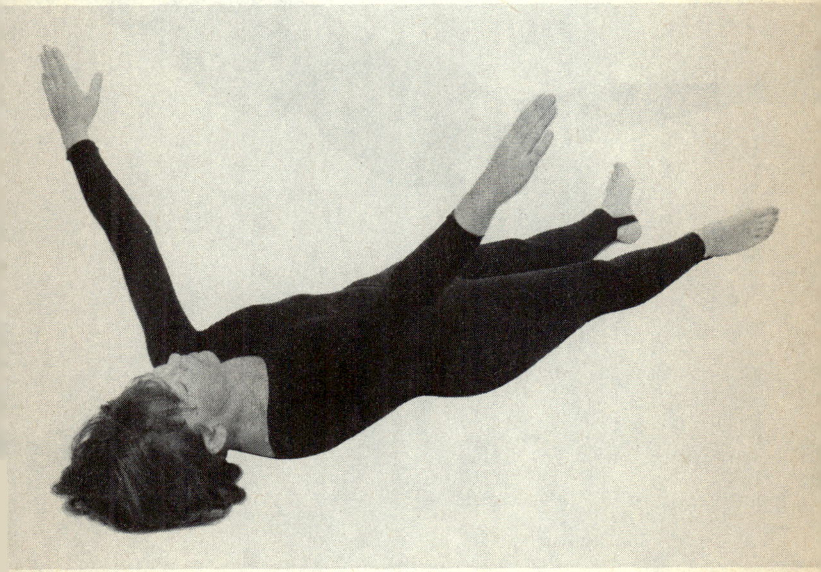

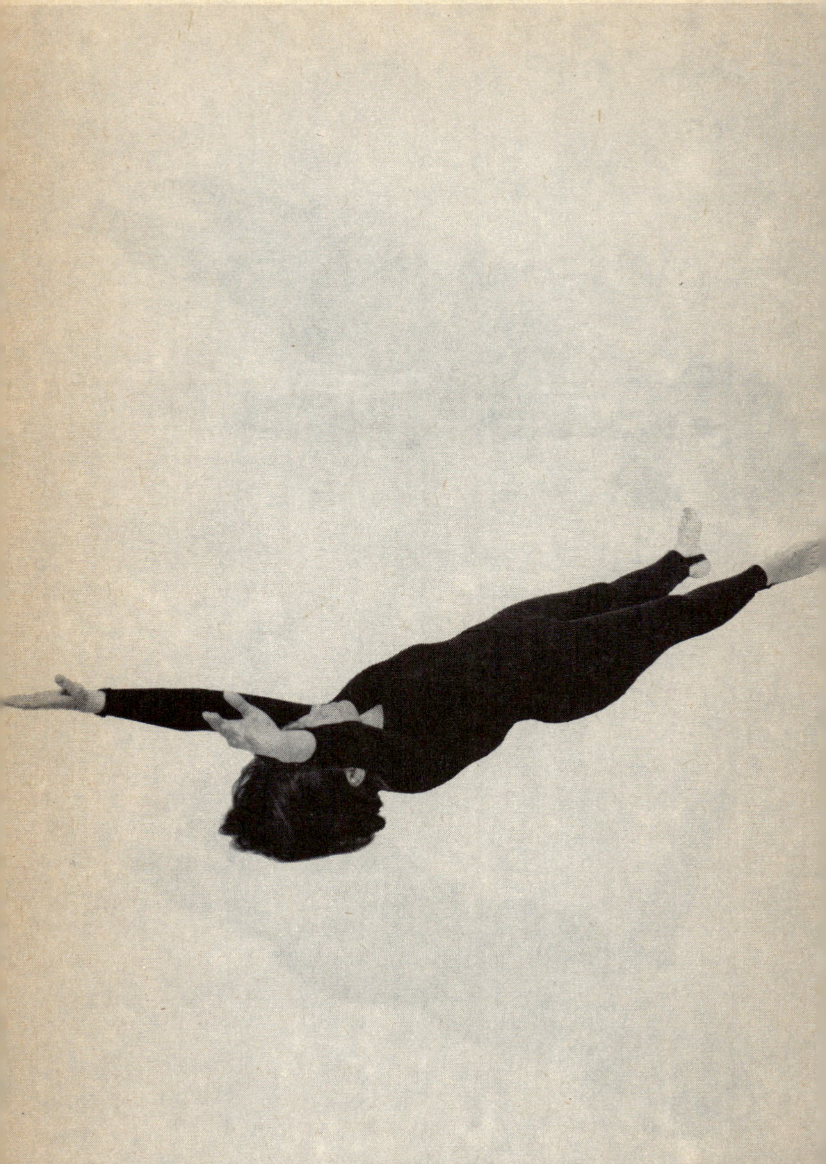

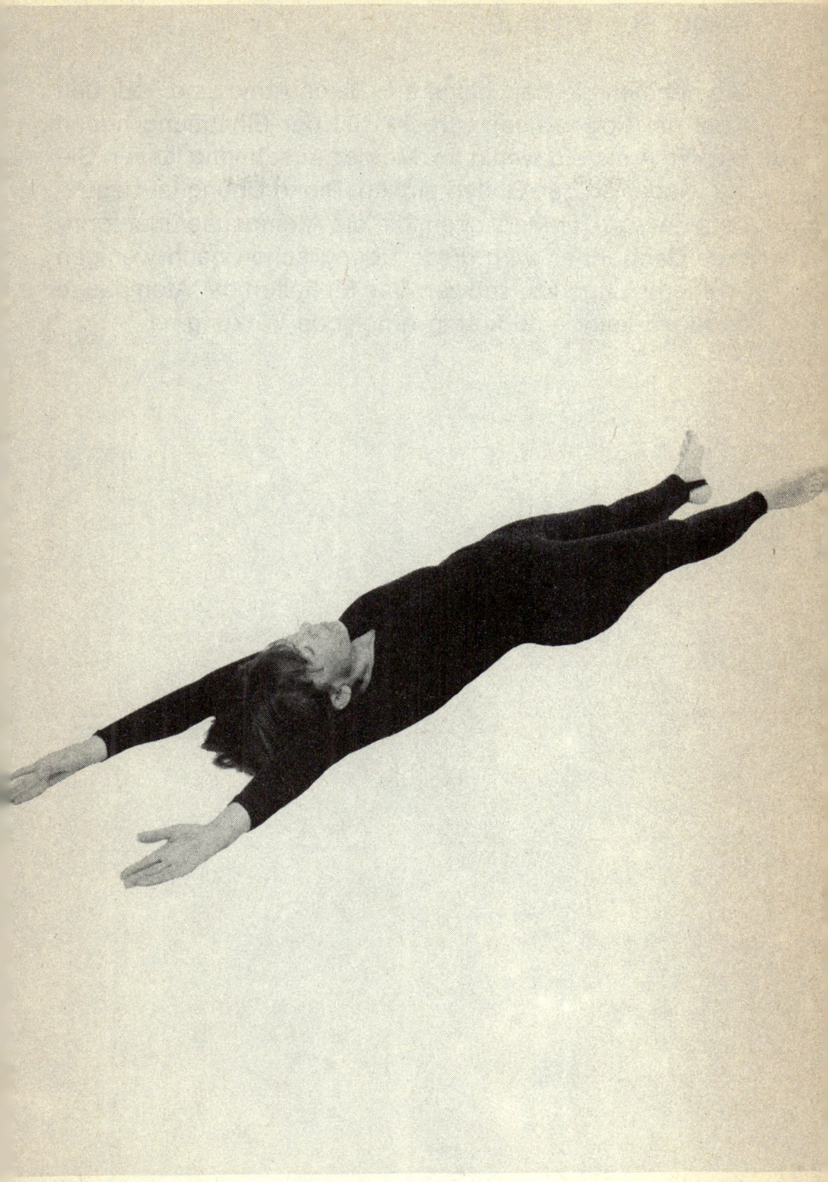

Neunzehnte Übung

Sie nehmen die Bauchlage ein. Beide Arme sind über den Kopf am Boden ausgestreckt. Mit der Einatmung heben Sie die Arme ein wenig an. Mit der Ausatmung lassen Sie sie wieder an den Boden sinken. Diese Übung ist besonders heilsam für Menschen, die die Atempause überspringen. Denn ihnen wird diese Übung schon nach wenigen Wiederholungen zu schwer. Das Einhalten der Atempause dagegen zeigt eine kräftig erholende Wirkung.

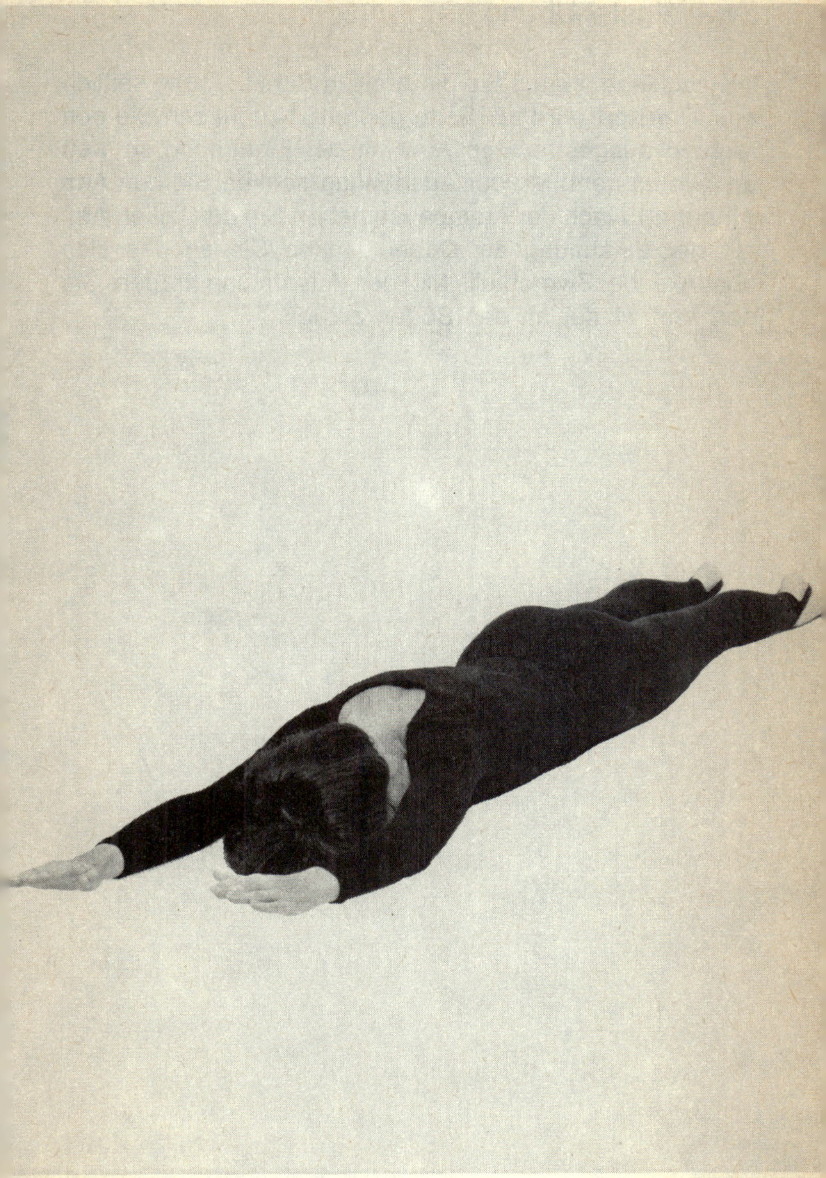

Zwanzigste Übung

In Bauchlage breiten Sie die Arme in Schulterhöhe seitlich aus. Der Kopf wird zur Seite gedreht. Nun heben Sie den rechten ausgestreckten Arm mit der Einatmung so weit an, wie es geht. Mit der Ausatmung senken Sie den Arm wieder ab. Nach der Atempause heben Sie den linken Arm mit der Einatmung an. Dabei denken Sie an das sich absenkende Zwerchfell. Mit der Ausatmung tragen Sie den Arm wieder an den Boden zurück.

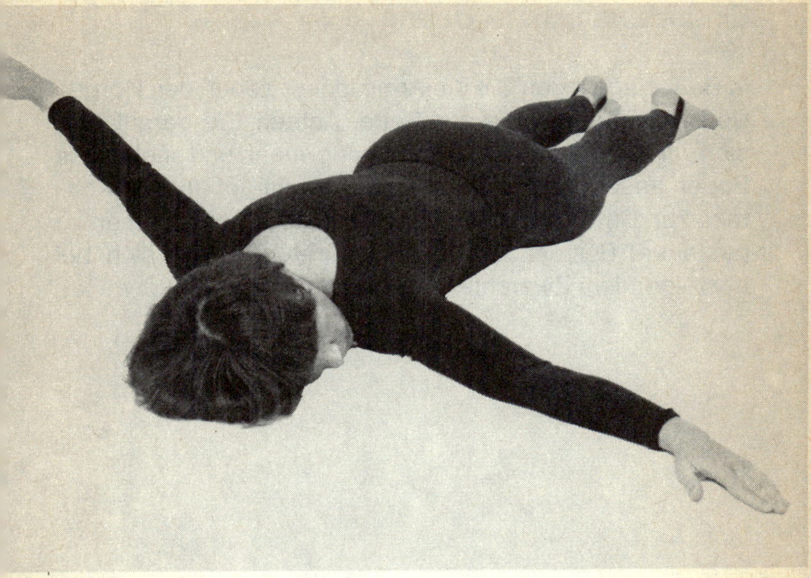

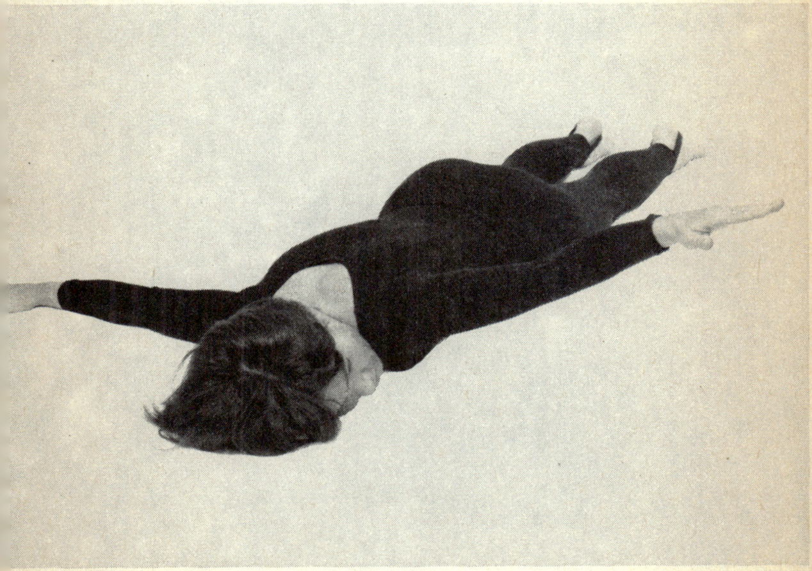

Einundzwanzigste Übung

In Bauchlage legen Sie die Arme locker neben den Körper. Den Kopf drehen Sie zur Seite. Achten Sie darauf, wie sich Ihr Körper bei der Ausatmung mehr und mehr dem Boden anschmiegt. Hierbei kommt es darauf an, den Kontakt zur Unterlage immer inniger und empfindsamer zu gestalten. Bei der Einatmung spüren Sie, wie sich bei absteigendem Zwerchfell der Brustkorb dehnt und weitet.

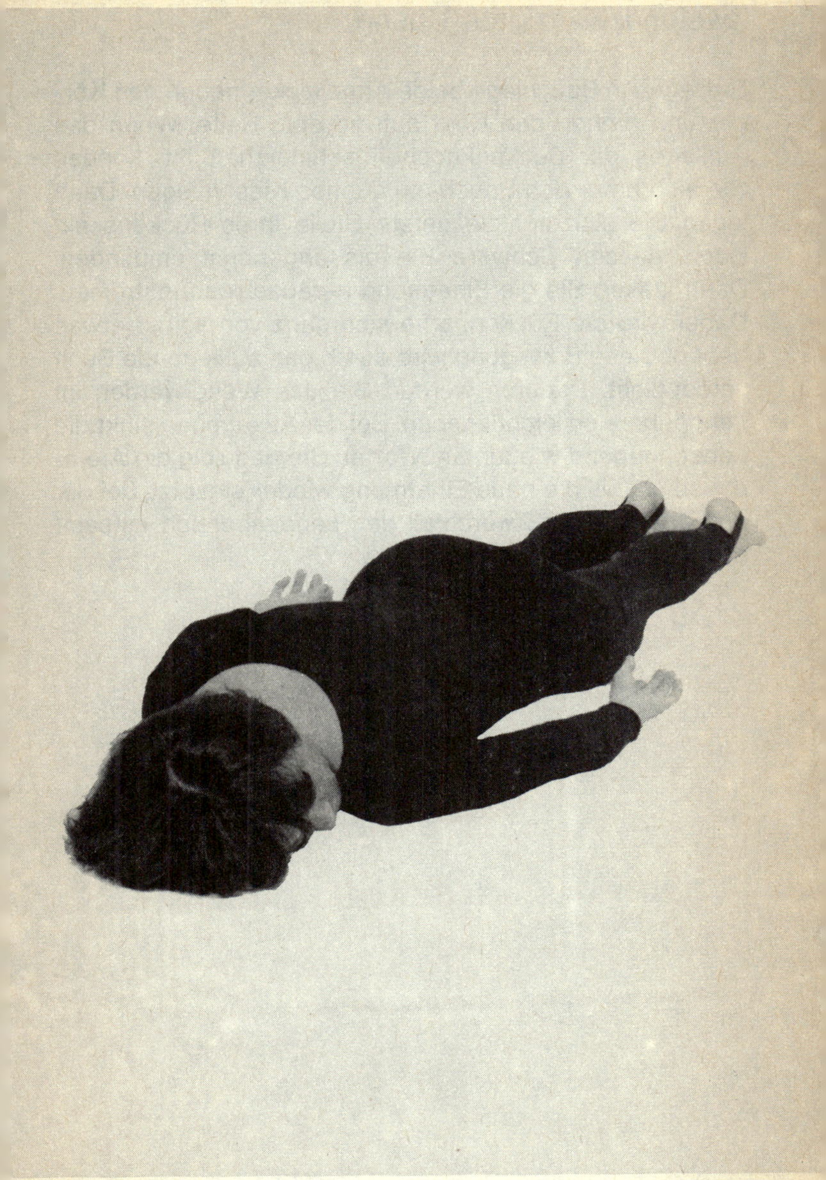

Zweiundzwanzigste Übung

Sie legen in Bauchlage beide Arme locker neben den Körper und drehen den Kopf auf die eine Seite. Wenn das Aufliegen der Beckenknochen schmerzhaft ist, können Sie sich unter den Bauch ein dünnes Kissen legen. Dann legen Sie sich auf die tiefste Stelle Ihres Rückens ein Buch, dessen Schwere Sie als angenehm empfinden. Dann lassen Sie die Einatmung geräuschlos einströmen. Dabei wird die Rückenpartie sich ganz von selbst etwas heben. Diese Bewegung wird durch das aufliegende Buch verdeutlicht. Dadurch werden Sie das Weiterwerden im Lendenbereich leicht erleben. Bei der Ausatmung sinkt die Lendengegend wieder ein. Warten Sie geduldig die Atempause ab, bis die neue Einatmung wieder einsetzt, bei der das absteigende Zwerchfell den Lendenbereich mitsamt dem Buch wieder anhebt.

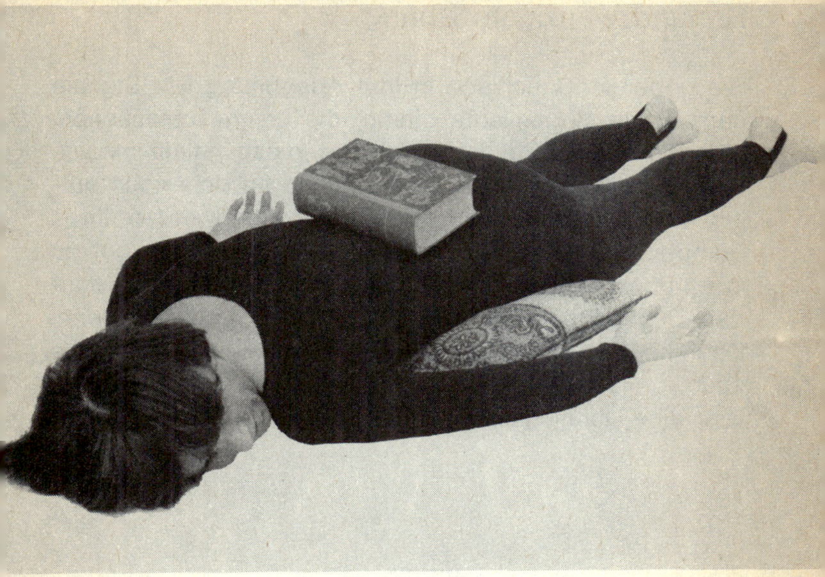

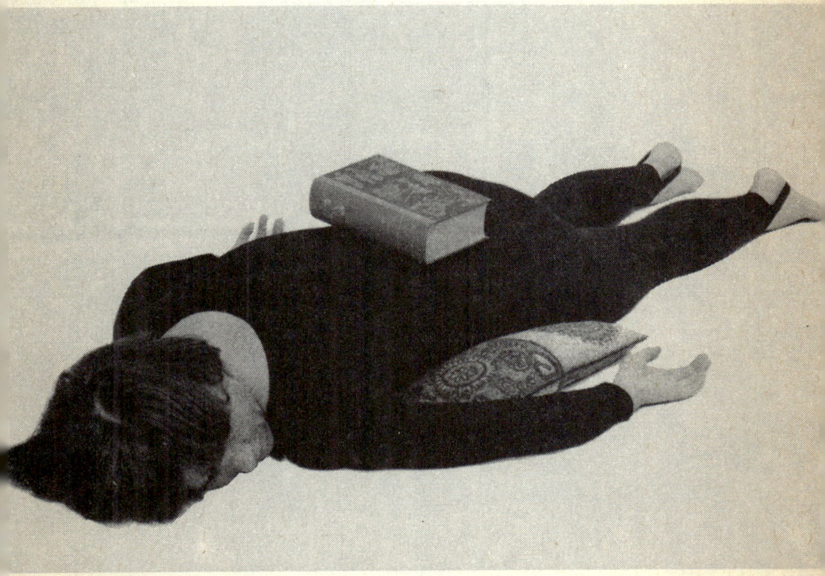

Dreiundzwanzigste Übung

Sie geben in Bauchlage in Ihre Ausatmung wie Signale ganz kurze Brummlaute hinein, die bei geschlossenem Mund erfolgen. Sie können dann diese Stimmimpulse sowohl im Bauch als auch im Rücken an dem noch aufliegenden Buch als ein plötzliches Rundwerden Ihres Rumpfes erleben. Diese Übung kann man auch gut zu zweit üben. Dann legt der eine Partner dem anderen statt des Buches eine Hand locker auf die Lendengegend. Dann können Sie beide an seiner Hand die Stimmimpulse spüren. Nach der Übung machen Sie einige Atemzüge lang eine Übungspause, ehe Sie die Übung wiederholen.

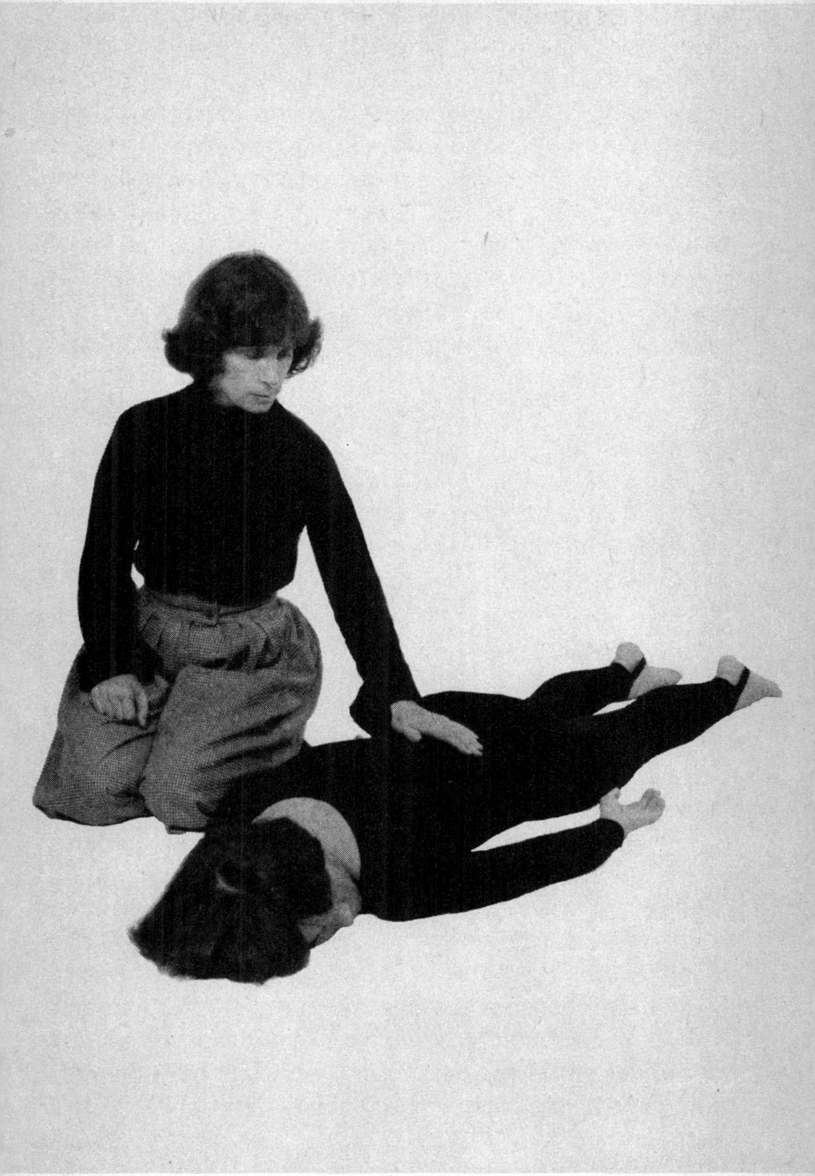

Partnerübungen

Vierundzwanzigste Übung

Stellen Sie sich hinter Ihren sitzenden Partner, und legen Sie ihm einfach die Hände locker auf die Schultern. So können Sie durch die aufliegenden Hände die Atembewegungen des Sitzenden erspüren. Ihre Aufgabe ist es, darauf zu achten, daß der Sitzende bei der Ausatmung im Schultergürtel nachgibt, ohne dabei in der geordneten Sitzhaltung (siehe Seite 79) zusammenzusinken. In der Atempause soll der Sitzende darauf achten, daß seine Bauchdecke ganz locker ist. So kann sich in der darauffolgenden Einatmung die Atemluft gut im ganzen Bauch- und Brustraum ausbreiten. Achten Sie darauf, daß für Sie kein Einatemgeräusch hörbar wird. Durch Ihre aufliegenden Hände können Sie spüren, daß der Schultergürtel auch während der Einatmung locker bleibt.

Fünfundzwanzigste Übung

Ihr Partner sitzt auf einem Hocker. Sie knien dahinter und legen ihm Ihre Hände breitflächig in die Flanken. Der Sitzende stößt jetzt ganz kurze explosive Rufe von Silben aus. Sie können diese Impulse mit Ihren Händen als eine Bewegung, die nach außen gerichtet ist, wahrnehmen.
Können Sie die Impulse mit den Händen nicht in den Flanken spüren, dann dürfen Sie den Druck Ihrer Hände etwas verstärken, so daß der Sitzende sich an dem Druck der Hände orientieren kann. Als Hilfe für die Erzeugung der Stimmimpulse kann man sich vorstellen, daß man sich gegen etwas zur Wehr setzen möchte oder daß einem gerade jemand sehr auf den Fuß getreten habe und man ganz spontan darauf mit einem Ausruf wie »au« reagiere.

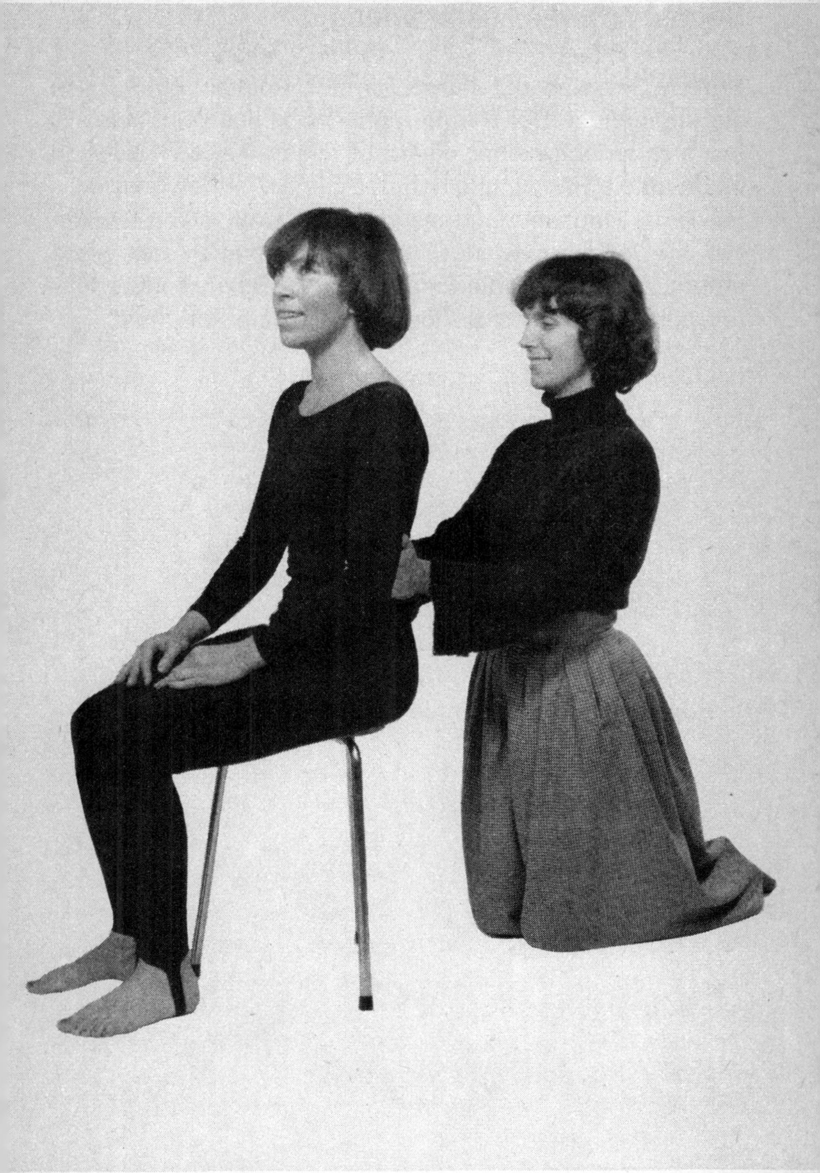

Sechsundzwanzigste Übung

Stellen Sie sich mit Ihrem Partner Rücken an Rücken gegeneinander. Der Berührungskontakt soll dicht sein. Es soll sich jedoch keiner gedrängt fühlen. Fassen Sie sich beide an die Hände, und nehmen Sie die beiden gestreckten Arme langsam hoch bis über den Kopf. Dann senken Sie sie langsam wieder. Beim Hochnehmen der Arme strömt automatisch die Einatmung ein. Beim Hinunterführen der Arme atmen Sie beide auf einem »pf« aus.

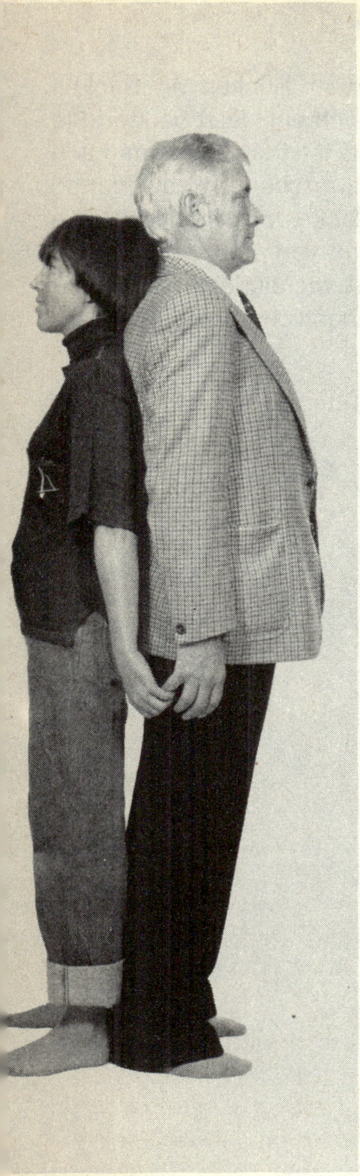

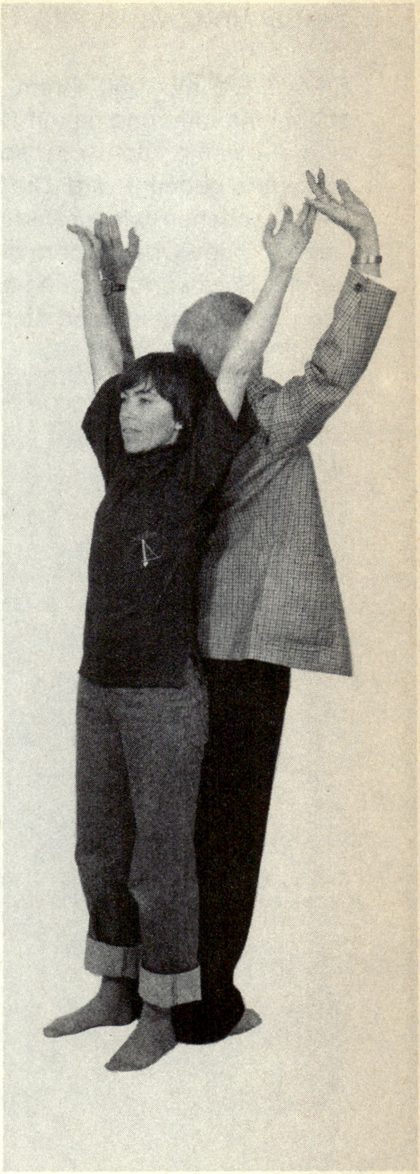

Siebenundzwanzigste Übung

Stellen Sie sich mit Ihrem Partner Rücken an Rücken gegeneinander, und haken Sie sich ein. Jetzt beugen Sie sich ein wenig nach vorn, so daß Ihr Partner etwas nach rückwärts gebeugt wird. Die Vorwärtsbeugung soll nur so weit geschehen, wie Ihr Partner locker mitgehen kann. Die Dehnung des Oberkörpers bewirkt vertiefte Atemimpulse. Bei der Rückwärtsbeugung ist es wichtig, sich der Bewegung zu überlassen und nicht ängstlich dagegenzuspannen.

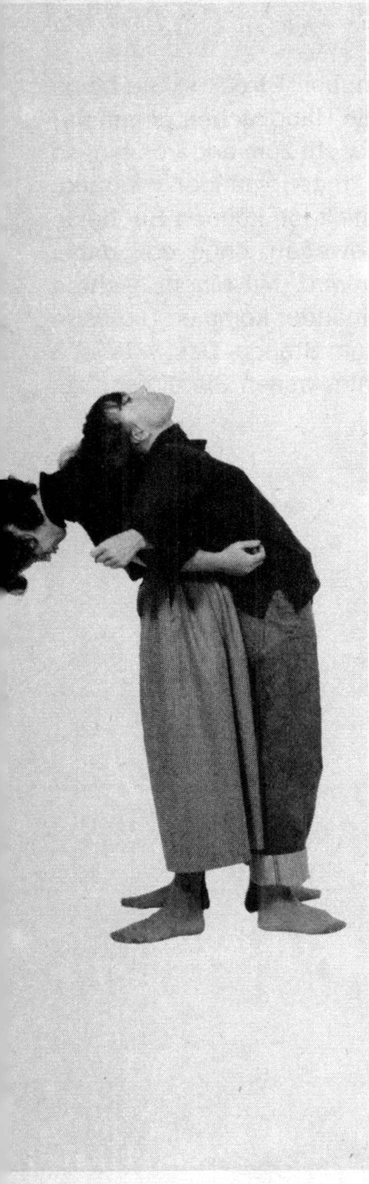

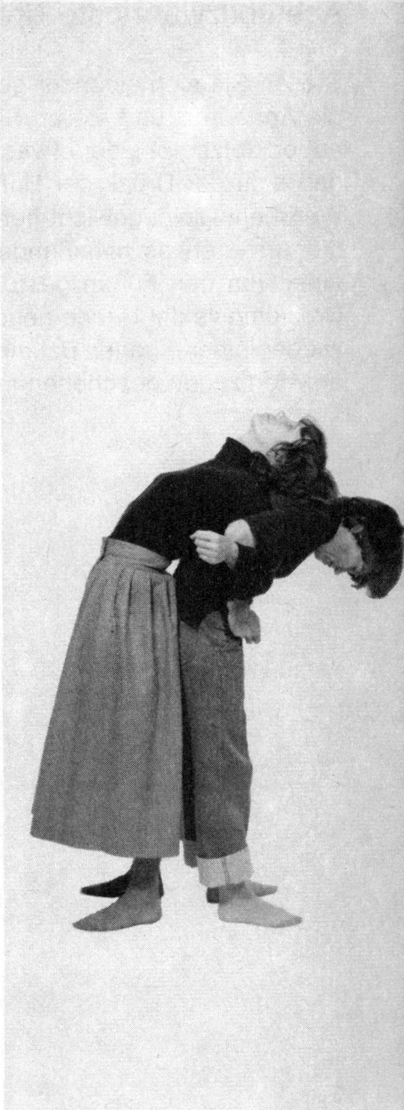

Achtundzwanzigste Übung

Stellen Sie sich einander gegenüber. Strecken Sie beide die Arme aus, und stellen Sie die Handflächen gegeneinander. Jetzt gibt jeder etwas Gewicht zum anderen hin, so daß sich der Druck der Hände gegeneinander verstärkt. Wenn ein Gleichgewicht hergestellt ist, können Sie beide die Arme etwas miteinander bewegen, ohne daß dabei einer von den Füßen gestoßen wird. Mit einem leichten Druckimpuls der Hände gegeneinander kommen Sie dann wieder in der eigenen Balance zum Stehen. Das, was jetzt an Atemzügen geschehen möchte, lassen Sie einfach zu.

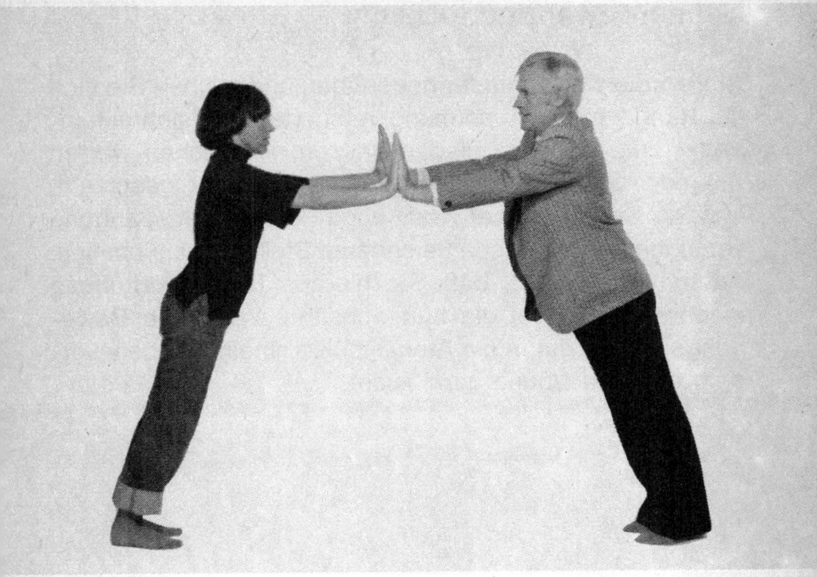

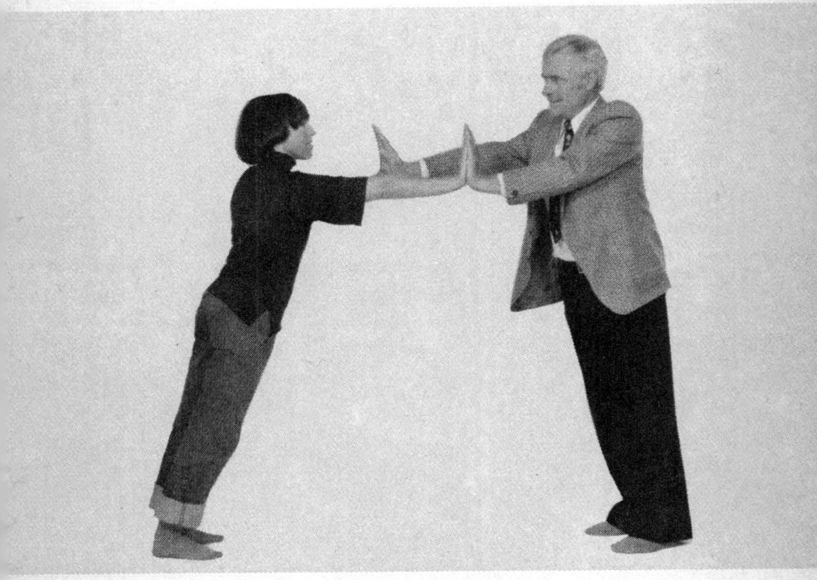

Neunundzwanzigste Übung

Stellen Sie sich einander gegenüber, und reichen Sie sich die Hände. In der Ausatmung versuchen Sie, sich miteinander zum Hocksitz niederzulassen. Im Hocken warten Sie den neuen Einatemimpuls ab. Wenn er geschieht, können Sie mit seiner Kraft durch leichte Zugspannung voneinander weg wieder leicht zum Stehen hochkommen. Achten Sie darauf, daß Sie hieraus keine Kraftübung machen und dabei die Luft anhalten. Wenn die Bewegungsabläufe gut in die Atemimpulse hineingegeben werden, geht die Übung ganz leicht.

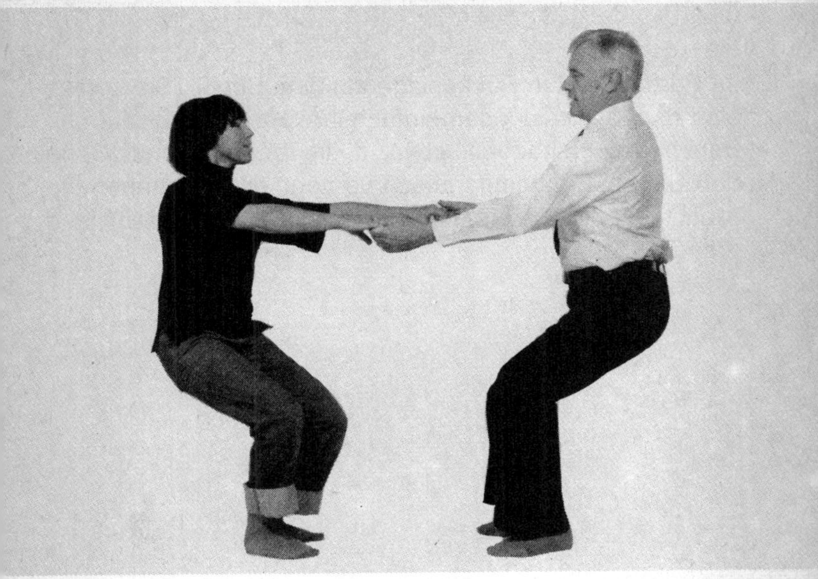

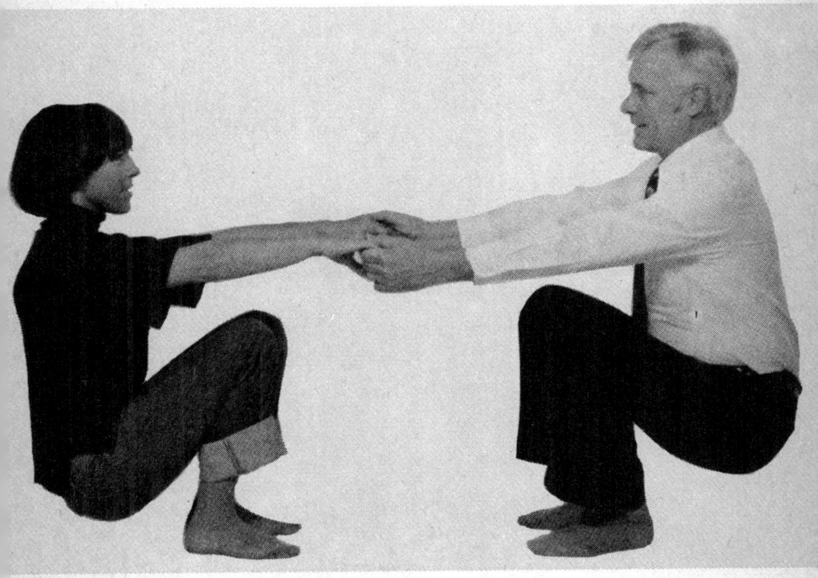

Dreißigste Übung

Ihr Partner liegt in Rückenlage auf dem Boden. Sie setzen sich daneben und legen einfach Ihre Hand locker auf den Bauch des Liegenden, etwa in die Nabelgegend. Ohne daß Sie ein Einatemgeräusch vernehmen, geschehen die Atemzüge, die Sie gut mit Ihrer flächig aufliegenden Hand erspüren können.

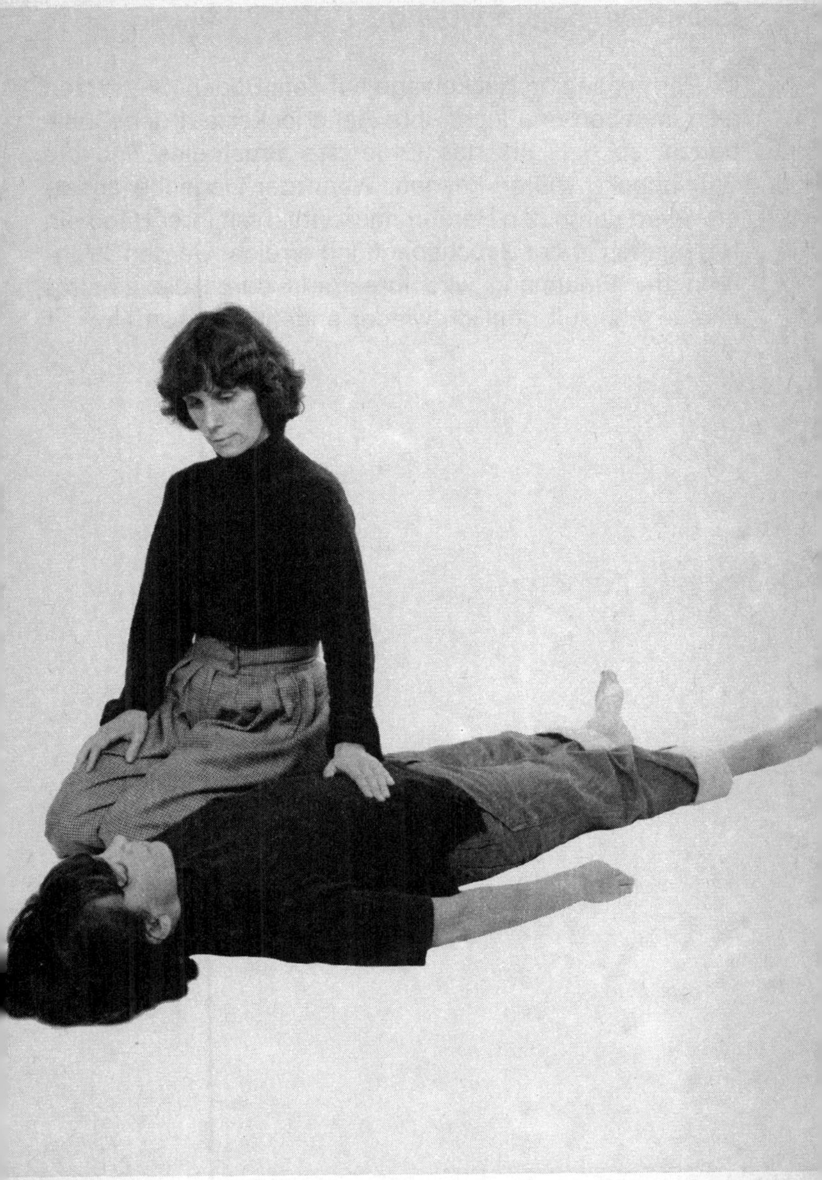

Einunddreißigste Übung

Ihr Partner liegt in Rückenlage auf dem Boden. Sie setzen sich daneben und legen Ihre Hand locker auf den Oberbauch, so daß Sie das Ende des Brustbeins und die Bauchdecke spüren können. Wenn der Liegende ausatmet, wird durch den Berührungskontakt mit Ihrer Hand ein Nachgeben in der Bauchspannung erreicht werden. Während der Einatmung wird Ihre Hand durch die einströmende Atemluft deutlich wieder angehoben werden.

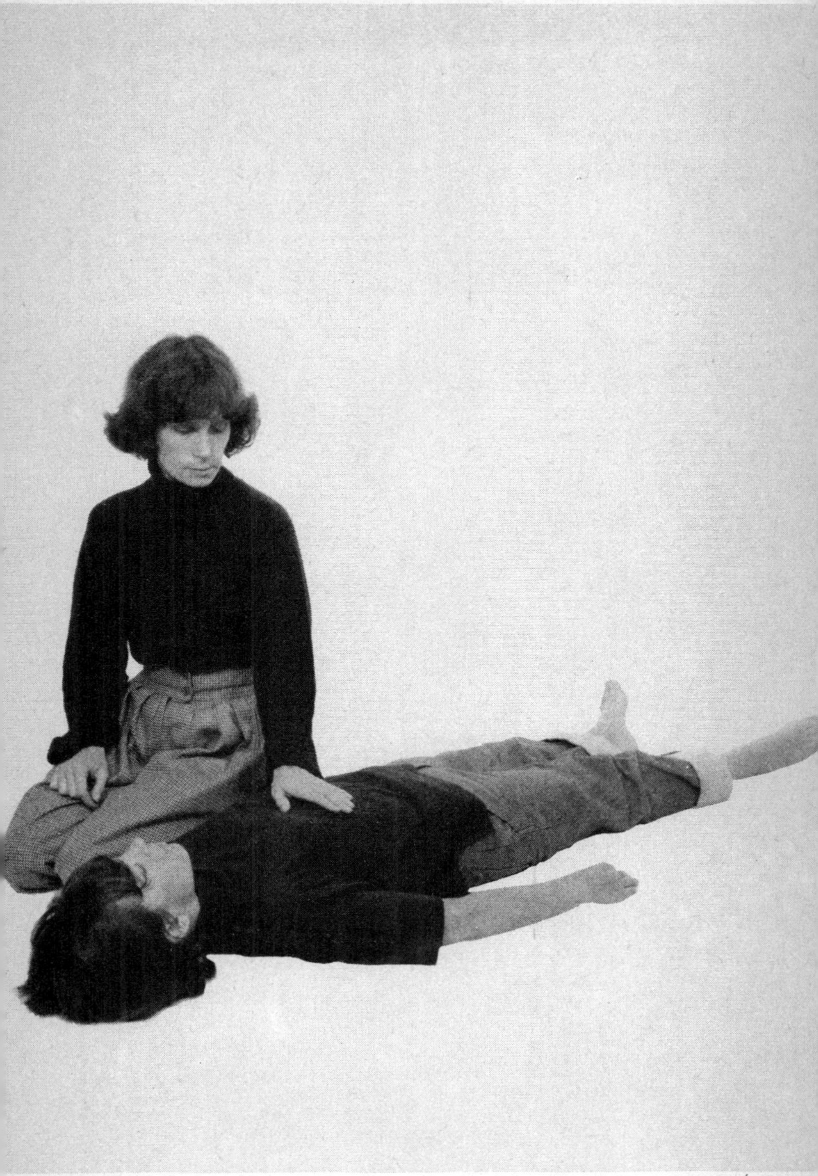

Personen- und Sachregister

Knaur

Esoterik

Cobbaert, Anne-Marie: Graphologie
287 S. Band 4102

Delacour, Jean-Baptiste: Aus dem Jenseits zurück
143 S. Band 4103

Ford, Arthur: Bericht vom Leben nach dem Tode
240 S. Band 3636

Hunt, Diana: Partner unter guten Sternen
224 S. Band 7611

Keller, Werner: Was gestern noch als Wunder galt
432 S. Mit 115 Abb. Band 3436

Klossowski de Rola, Stanislav: Alchemie
223 S. Mit 193 meist farb. Abb. Band 4105

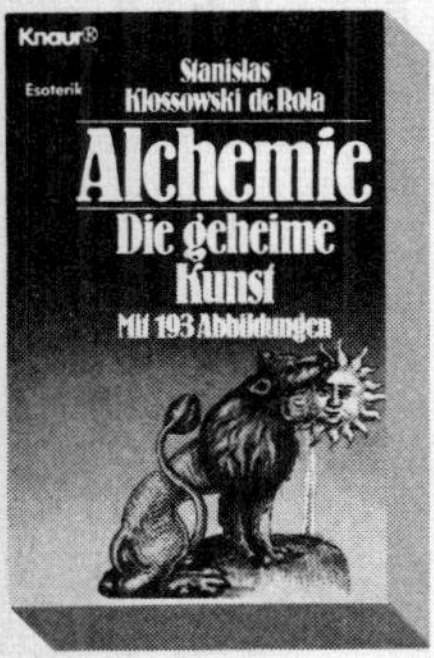

Mangoldt, Ursula von: Schicksal in der Hand
256 S. Mit 72 Abb. Band 4104

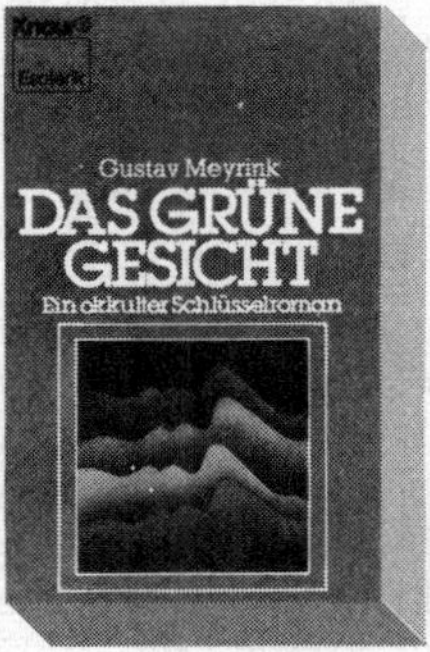

Meyrink, Gustav: Das grüne Gesicht
Ein okkulter Schlüsselroman.
224 S. Band 4110

Rawson, Philip: Tantra
Der indische Kult der Ekstase
192 S. Mit 198 z. T. farb. Abb. Band 3663

Rawson, Philip und Legeza Laszlo: Tao
184 S. Mit 202 Abb. Band 3673

Ropp, Robert S. de: Das Meisterspiel
288 S. Mit 17 Zeichn. Band 4109

Ryzl, Dr. Milan: Parapsychologie
Tatsachen und Ausblicke.
256 S. Band 4106

Sakoian, Frances und Louis S. Acker: Das große Lehrbuch der Astrologie
560 S. Mit zahlr. Zeichn. Band 7607

Stangl, Anton: Die Sprache des Körpers
160 S. Band 4101

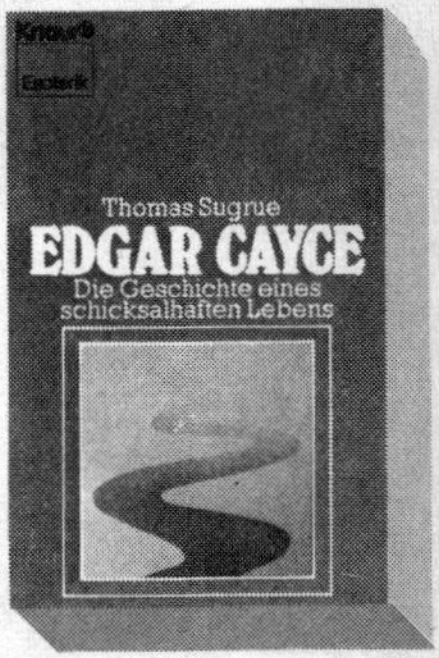

Sugrue, Thomas: Edgar Cayce
448 S. Band 4107

Timms, Moira: Zeiger der Apokalypse
Harmageddon und neues Zeitalter.
288 S. Mit 24 Zeichnungen und Fotos.
Band 4108

Knaur

Sachbuch

Champdor, Albert:
Das Ägyptische Totenbuch
In Bild und Deutung.
208 S. Mit zahlr. Abb.
Band 3626

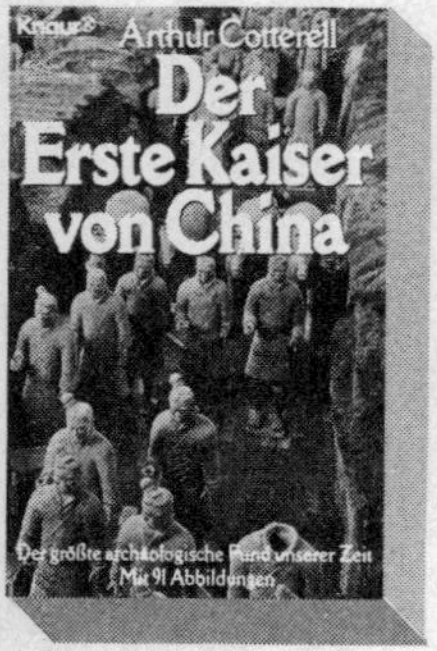

Cotterell, Arthur:
Der Erste Kaiser von China
Der größte archäologische Fund unserer Zeit.
240 S. Band 3715

Charroux, Robert:
Vergessene Welten
Auf den Spuren des Geheimnisvollen.
288 S., 53 Abb.
Band 3420

Eisele, Petra:
Babylon
Pforte der Götter und Große Hure.
368 S. Mit 77 z. T. farb. Abb. Band 3711

Hovin, Thomas:
Der Goldene Pharao
Tut-ench-Amun.
319 S. Band 3639

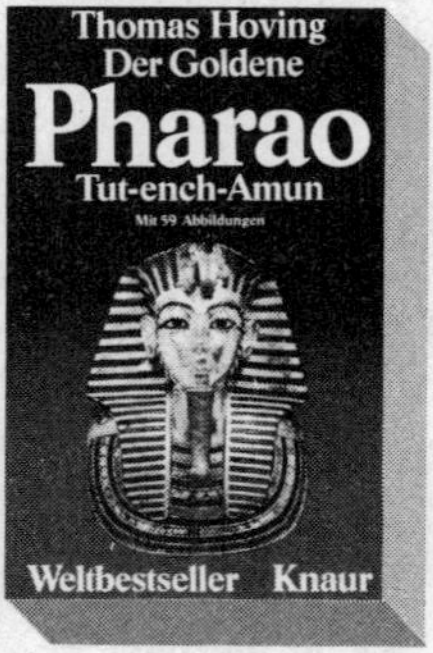

Keller, Werner:
Und wurden zerstreut unter alle Völker
Die nachbiblische Geschichte des jüdischen Volkes.
544 S. 38 Abb.
Band 3325

Mauer, Kuno:
Die Samurai
Ihre Geschichte und ihr Einfluß auf das moderne Japan.
384 S. Mit 29 Abb.
Band 3709

Pörtner, Rudolf:
Operation Heiliges Grab
Legende und Wirklichkeit der Kreuzzüge (1095–1187).
480 S. Mit zahlr. Abb.
Band 3618

Stingl, Miloslav:
Den Maya auf der Spur
Die Geheimnisse der indianischen Pyramiden.
313 S. Mit Abb.
Band 3691

Stingl, Miloslav:
Die Inkas
Ahnen der »Sonnensöhne«.
288 S. Mit zahlr. Abb.
Band 3645

Stingl, Miloslav:
Indianer vor Kolumbus
Von den Prärie-Indianern zu den Inkas.
336 S. Mit 140 Abb.
Band 3692

Tichy, Herbert:
Weiße Wolken über gelber Erde
Eine Reise in das Innere Asiens.
416 S. Mit 16 Abb.
Band 3710

Tompkins, Peter:
Cheops
Die Geheimnisse der Großen Pyramide, Zentrum allen Wissens der alten Ägypter.
296 S. Mit zahlr. Abb.
Band 3591

Vandenberg, Philipp:
Nofretete, Echnaton und ihre Zeit
272 S. Mit z. T. farb. Abb.
Band 3545

Krimi

Knaur®

Atwood, Taylor, Elisabeth:
Endstation Mord
240 S. Band 4943

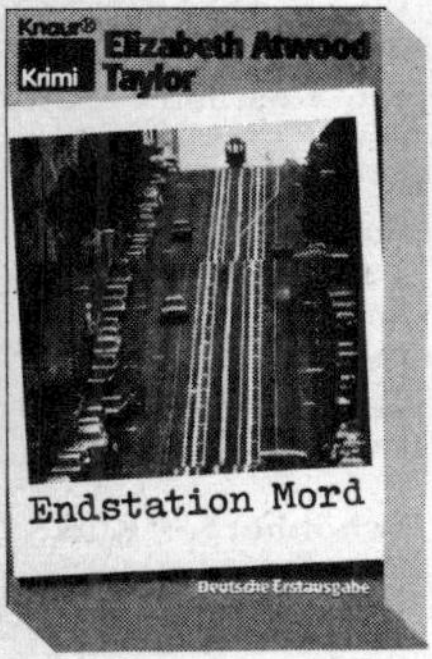

Cunningham, E.V.:
Sylvia
336 S. Band 4937

Dickinson, Peter:
Das letzte Fest
224 S. Band 4938

Greenleaf, Stephen:
Auf Doppelspur
238 S. Band 4924

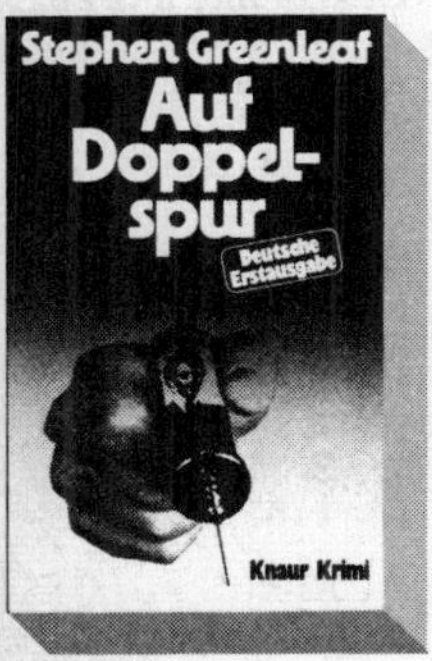

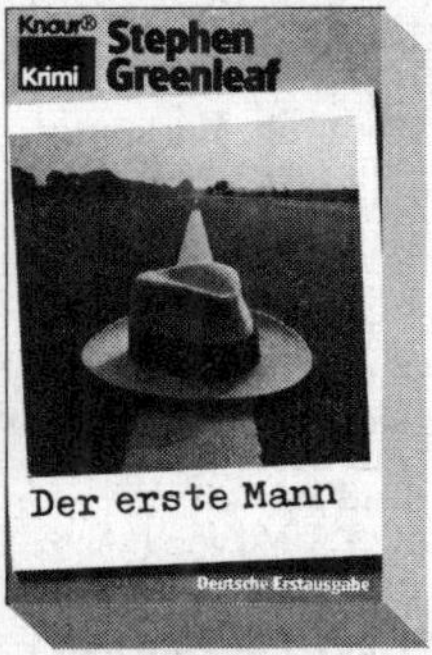

Greenleaf, Stephen:
Der erste Mann
272 S. Band 4940

Kallen, Lucille:
Sag mir, wo die Frauen sind
176 S. Band 4939

Pronzini, Bill:
Vier unheimliche Gäste
128 S. Band 4903

Pronzini, Bill:
Nostalgie mit Todesfolge
192 S. Band 4935

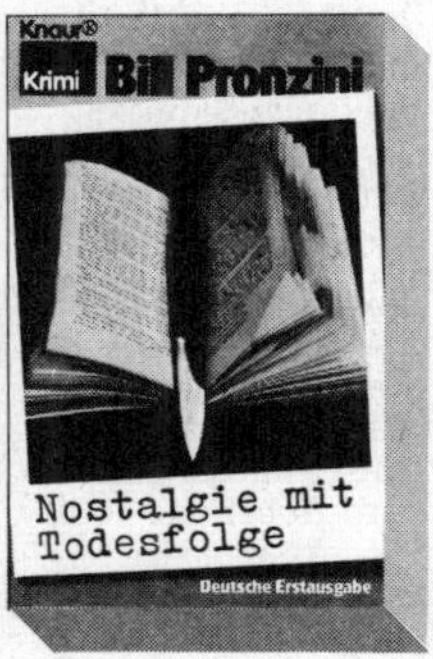

Rutherford, Douglas:
Kopfgeld für den falschen Mann
158 S. Band 4936

Rutherford, Douglas:
Turbo
199 S. Band 4919

Tews, Lydia:
Sie sind ein schlechter Bulle, gnädige Frau!
160 S. Band 4932

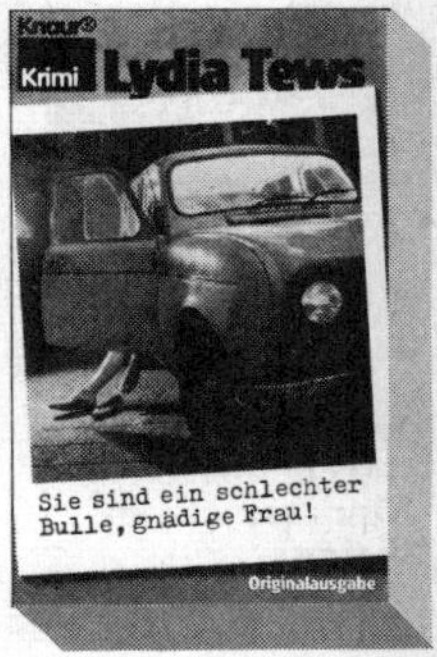

Tews, Lydia:
Leichen brauchen kein Make-up
144 S. Band 4941

Williams, David:
Treasure und der Papagei
176 S. Band 4942

Williams, David:
Zigarren für Treasure
171 S. Band 4933

Zeindler, Peter:
Tarock
190 S. Band 4934